高血压饮食
看这本就够了

杨玲 于雅婷 主编

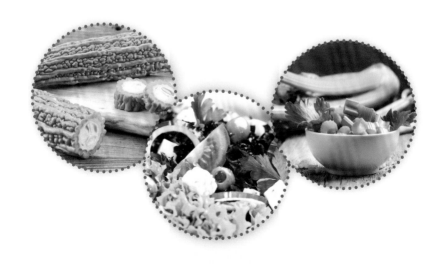

江苏凤凰科学技术出版社
·南京·

图书在版编目（CIP）数据

高血压饮食看这本就够了 / 杨玲 , 于雅婷主编 . —
南京 : 江苏凤凰科学技术出版社 , 2020.5（2021.5 重印）
ISBN 978-7-5537-4671-5

Ⅰ . ①高… Ⅱ . ①杨… ②于… Ⅲ . ①高血压—食物
疗法 Ⅳ . ① R247.1

中国版本图书馆 CIP 数据核字 (2019) 第 200292 号

高血压饮食看这本就够了

主　　　编	杨　玲　　于雅婷
责 任 编 辑	樊　明　　祝　萍
责 任 校 对	仲　敏
责 任 监 制	方　晨

出 版 发 行	江苏凤凰科学技术出版社
出版社地址	南京市湖南路1号A楼，邮编：210009
出版社网址	http://www.pspress.cn
印　　　刷	天津丰富彩艺印刷有限公司

开　　　本	718 mm × 1 000 mm　1/16
印　　　张	15
插　　　页	1
字　　　数	210 000
版　　　次	2020年5月第1版
印　　　次	2021年5月第2次印刷

标 准 书 号	ISBN 978-7-5537-4671-5
定　　　价	45.00元

图书如有印装质量问题，可随时向印刷厂调换。

防治高血压，从健康饮食开始

高血压是一种以动脉血压持续升高为主要表现的慢性疾病，对心、脑、肾三个重要的生命器官有致命的打击。随着病情的发展，高血压还会引发很多严重的并发症，有"无形杀手"之称，对人类健康的危害不容小觑。

近几年来，随着生活水平的提高、生活节奏的加快，高血压也威胁着越来越多的人，据调查显示，目前我国高血压患者占人口比例达 20%，尤其是北方地区成人高血压患病率高达 30%，将近 2/3 的脑卒中和 1/2 的冠心病归因于不良的血压水平。高血压患者还呈现出越来越年轻化的趋势，在 25 ~ 34 岁的年轻男性中，每 5 人中就有 1 人患高血压。越来越多的年轻人甚至是儿童，成了高血压患者的"接班人"。

高血压是一种需要终身治疗的疾病，除了药物治疗之外还要养成良好的饮食习惯，只有这样才能有效控制血压。俗话说："病从口入"，正是因为饮食习惯的不合理才导致了越来越多的人患上高血压。得了高血压并不等于得了绝症，只要合理调养，在日常生活中注意饮食搭配，改善不良的饮食结构，就可以有效控制血压。

本书最大的特点在于：从"吃"入手，从日常饮食的角度出发，指导读者学会科学地吃，有技巧地吃，让高血压在科学饮食面前低头！

为了方便读者阅读，在体例安排上，本书按照循序渐进的原则设置了七章：高血压是健康的无形杀手、细数 60 种超级降压食材、详解 32 种高效降压中药材、7 种高血压对症调理药膳、8 种高血压并发症饮食调理、特殊人群的高血压调理办法、不吃药的降压疗法等。

在内容安排上，本书各章节均有精彩看点，内容详尽充实，针对性强，可以满足不同读者的需要。如在"高血压是健康的无形杀手"部分，由浅入深地介绍了高血压的概况、对健康的危害、早期症状、病因、易患人群、自测血压以及日常生活中应注意的问题；在"特殊人群的高血压调理办法"章节中，主要介绍了 7 种特殊高血压患者的饮食调理办法，具体内容涵盖每种人群的症状表现、饮食调养原则、预防护理、食材推荐、专家这样讲、优选食疗方等，既具有实用性，又具有针对性。

除了饮食降压，本书还安排了一章"不吃药的降压疗法"，通过艾灸、自我按摩、泡脚、药枕、运动锻炼等日常生活中简单易做的降压疗法，让人们轻而易举地控制血压，保持健康。

最后，衷心祝愿所有读者健康长寿！

目录

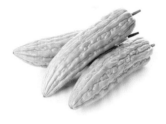

高血压是健康的无形杀手

第一章

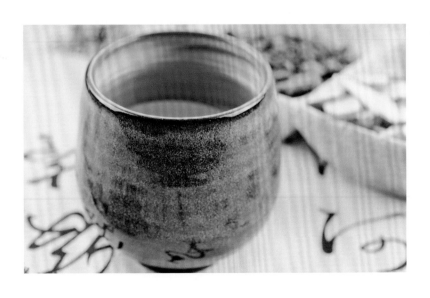

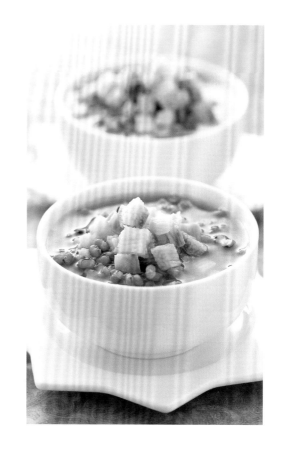

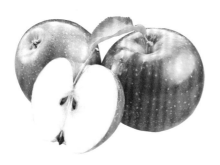

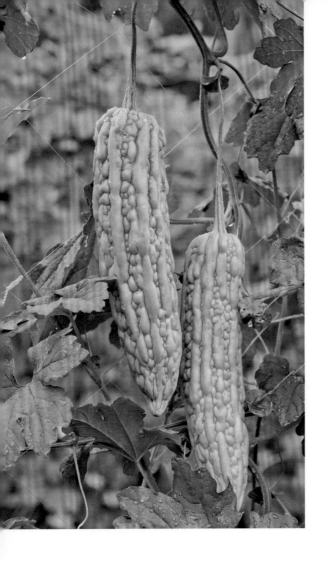

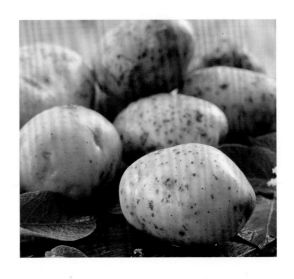

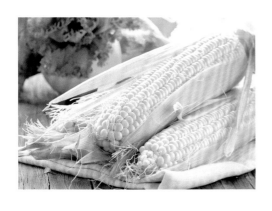

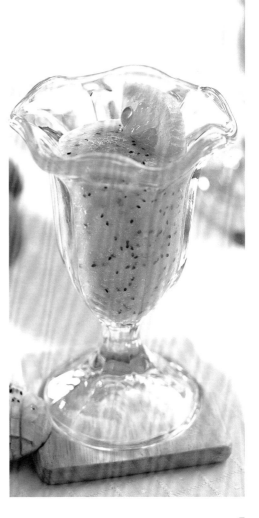

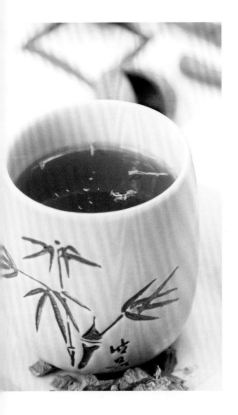

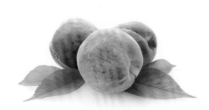

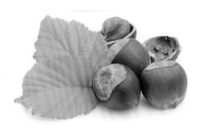

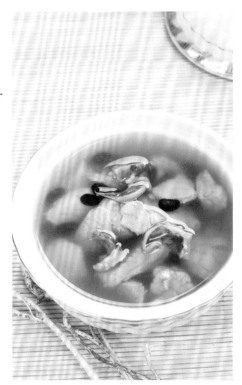

阅读导航

为了方便读者阅读，我们安排了阅读导航这一单元，通过对各章节部分功能、特点的图解说明，将全书概况一目了然地呈现在读者面前。

功效标注
将食材最具有代表性的功效展示给读者。

食材标注
通过牵线图解的方式，全面展示食材的性味、归经及降压特效。

概况介绍
进一步解说食材的功效及药用情况，说明以食疗的方式缓解病症的原理。

食材解读
通过功效、选购保存、特别提示等栏目，全面解读食材。

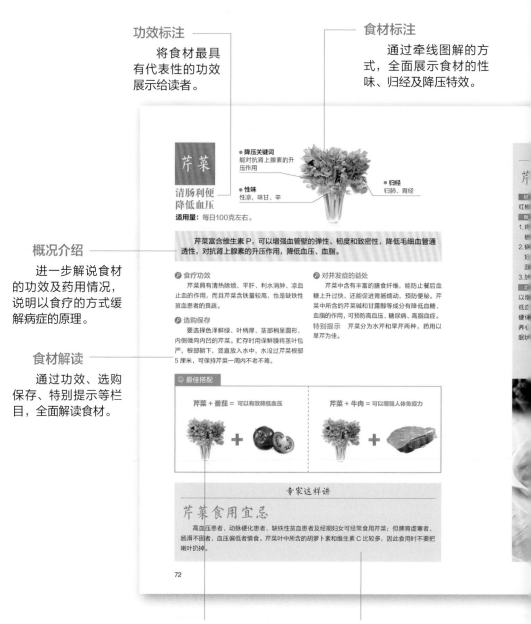

最佳搭配
从饮食宜忌的角度，向读者介绍两种最佳搭配方式，让食物发挥 1+1>2 的作用。

专家这样讲
通过该栏目，让读者了解权威、前沿的养生知识。

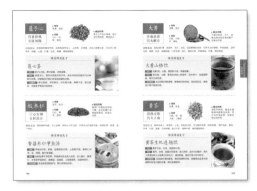

优质降压食疗方推荐

优选两个降压食疗方，手把手地教读者通过饮食来降压。

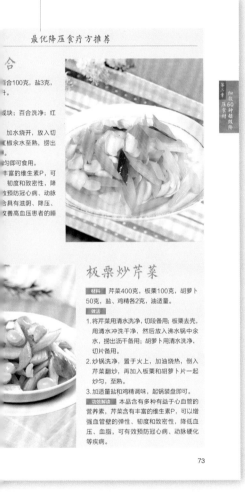

32种高效降压中药材

当血压一直居高不下时，可适当用一些有助于降压的中药材，药食搭配能达到事半功倍的效果。

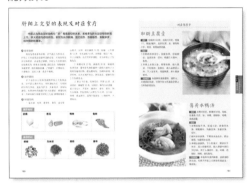

7种高血压对症调理药膳

根据不同的症状表现，高血压可分为不同的类型，要找对分类再降压。本章对常见的 7 种高血压类型提供有针对性的调理方法。

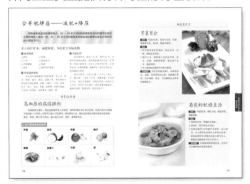

8种并发症的饮食调理

高血压常引起危及全身脏腑器官的疾病，形成严重的并发症。本章从 8 种并发症的饮食调理入手，帮助人们控制高血压的发展。

测一测：高血压离你有多远

自我小测试

在符合自己的症状或拥有的习惯后选择是或者否

1. 年龄超过 40 岁。 □是 □否

2. 喜欢吸烟或喝酒，应酬较多。 □是 □否

3. 脾气急躁，易怒，稍不如意就发火。 □是 □否

4. 要求每餐都有肉。 □是 □否

5. 口味相对较重，饮食偏咸。 □是 □否

6. 家族中有人患高血压。 □是 □否

7. 很少运动，经常久坐在电脑前。 □是 □否

8. 常开车或乘坐交通工具，很少步行。 □是 □否

9. 体重偏高，属于典型的肥胖人士。 □是 □否

10. 大便干燥，发生习惯性便秘。 □是 □否

11. 难以入眠，睡眠质量不高，容易做梦，半夜容易惊醒。 □是 □否

12. 劳累过度时，易发生头疼、眩晕等症。 □是 □否

13. 工作压力大，长期处于精神紧张状态。 □是 □否

14. 睡眠醒来之后，依旧全身倦怠无力。 □是 □否

15. 照镜子时，发现眼睛经常有血丝或红红的。 □是 □否

16. 偶尔有胸闷或胸部压迫感。 □是 □否

17. 感觉紧张时，有时候会出现耳鸣的情况。 □是 □否

18. 长时间不动时，手指或手腕会出现麻木现象。 □是 □否

19. 患有糖尿病，或肝脏、肾脏疾病。 □是 □否

20. 内分泌紊乱。 □是 □否

以上 20 项，如果有 1～4 项选择是，说明你离高血压还有较大的距离，保持正常作息和适度运动即可；如果有 5～10 项选择是，说明你患高血压的概率很大，要注意改变不良习惯，积极锻炼身体，定期体检；如果超过 10 项选择是，那你就属于高度危险人群，要养成定期测血压的习惯，发现异常要及时就医，做到早发现、早治疗。

6 种营养素让高血压"低头"

B 族维生素

🔍 降压功效

27 ~ 44 岁的人群中,每天摄入 1000 微克(即 1 毫克)B 族维生素的人,比每日摄入 B 族维生素少于 200 微克的人,患高血压的风险低 46%;45 ~ 70 岁的人群中,定量摄入 B 族维生素的人患高血压的概率下降 18%。

食物来源		
名称	最佳食材	每百克含量
维生素 B_1	花生	0.72 毫克
	黄豆	0.41 毫克
维生素 B_2	猪肝	2.08 毫克
	鸡肝	1.10 毫克
维生素 B_6	猪肝	0.29 毫克
	胡萝卜	0.16 毫克
维生素 B_9(叶酸)	生菜	32 微克
	草莓	24 微克

维生素 C

🔍 降压功效

维生素 C 能将胆固醇氧化,变成胆酸排出,血液中的胆固醇一旦减少,就能降低动脉硬化的发生概率。每天补充 500 毫克维生素 C 的高血压患者,在两个月中收缩压和舒张压分别可降 5% 和 1.7%。

食物来源	
最佳食材	每百克含量
鲜枣	243 毫克
油菜	124 毫克
苜蓿	118 毫克
甜椒	77 毫克
豌豆苗	67 毫克
大白菜	64.9 毫克
猕猴桃	62 毫克

维生素 E

🔍 降压功效

维生素 E 是一种脂溶性抗氧化剂，可改善氧化应激状态，减少脂质氧化，调节脂质代谢，防止动脉粥样硬化，降低血管阻力，从而降低血压。人体每天摄入维生素 E100 毫克以上，能够减慢轻、中或重度冠状动脉粥样硬化的发展。

食物来源	
最佳食材	**每百克含量**
黑芝麻	50.4 毫克
核桃	43.21 毫克
白芝麻	38.28 毫克
榛子	36.43 毫克
葵花子	34.53 毫克
松子	34.48 毫克
南瓜子	27.28 毫克
杏仁	18.53 毫克

钙

🔍 降压功效

血液中的钙可以强化、扩张动脉血管，达到降低血压的作用。钙结合在细胞膜上能够降低细胞膜的通透性，提高兴奋度，使血管平滑肌松弛。高钙可以对抗高钠所致的尿钾排泄的增加，摄入足够的钙能够对抗高钠的危害。

食物来源	
最佳食材	**每百克含量**
虾米	555 毫克
黄豆	191 毫克
奶酪	185 毫克
豆腐	164 毫克
红糖	150 毫克
酸奶	118 毫克
牛奶	104 毫克
杏仁	97 毫克

钾

🔍 降压功效

钾可以对抗钠所产生的不利作用。用高盐饲料喂养大鼠，可使大鼠血压升高；如在高盐饲料中加入钾，就可以对抗盐产生的不利影响；如果饲料中缺钾，可使对盐敏感的大鼠的血压增高。高钾可以抵抗由高钠引起的高血压反应。

食物来源	
最佳食材	**每百克含量**
黄豆	1503 毫克
黑豆	1377 毫克
红豆	1254 毫克
香菇	1155 毫克
腰果	660 毫克
虾米	550 毫克
香蕉	358 毫克
紫菜	356 毫克

镁

🔍 降压功效

人体内的维生素 B_6 必须有镁的帮助才能形成磷酸化的活性形式，参与胆碱的合成，镁影响着胆碱的合成及生理功能的发挥。镁能降低血压，是由于其能稳定血管平滑肌细胞膜的钙通道，激活钙泵，泵入钾离子，限制钠进入细胞内。

食物来源	
最佳食材	**每百克含量**
松子	567 毫克
西瓜子	448 毫克
南瓜子	376 毫克
白芝麻	340 毫克
山核桃	306 毫克
腰果	292 毫克
黑豆	243 毫克
虾米	236 毫克

高血压饮食黄金法则

日常生活中人们通过饮食不断地从外界获取营养，食物在人体内经过消化、吸收和代谢后转化为人体所需要的营养物质，这是一种全面的生理过程。因此，如何调节饮食是非常关键的。对于高血压患者来说，合理健康的饮食可以有效缓解病情。

原则一：选择"二多三少"的食物

"二多"是指多蔬果、多粗粮。蔬果中含有大量的维生素、纤维素以及微量元素，这些营养素对控制血压、保持身体健康有很大的帮助。粗粮中的膳食纤维可以减少肠道对胆固醇的吸收，促进胆汁的分泌，降低血液中的胆固醇，有效地预防冠心病和结石症；膳食纤维还有增加饱腹感、通便润肠、解毒防癌、增强抵抗力。

"三少"是指少盐、少油、少加工。高血压患者饮食宜清淡，制作食品的过程中应控制好盐、油等调味品的用量，因为盐是导致高血压的"元凶"。

对于早期的或轻度的高血压患者，单纯限制盐的摄入就可以有效调节血压。对于中、高度高血压患者来说，限制盐的摄入量，不仅可以提高降压药物的疗效，而且可减少药剂的使用量。

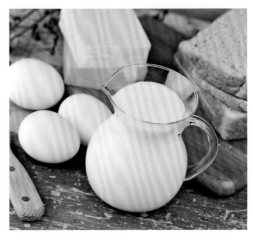

饮食中蛋白质的摄入要合理。

原则二：合理摄入蛋白质

我们进食的目的是从食物中摄取营养素以满足身体的需要，而合理均衡地摄取蛋白质是降低血压的关键。

蛋白质占人体体重的 15% ~ 20%，是构成人体组织器官的重要物质，可增强免疫力，调节人体内的水分平衡，帮助伤口愈合，同时还有增强体力和记忆力的作用。蛋白质主要来源为食物，鱼禽肉蛋中能摄取动物蛋白，蔬菜、谷物、豆类中能摄取植物蛋白。人体缺乏蛋白质容易出现疲劳、消瘦、水肿等症状，孕妇缺乏蛋白质会使胎儿发育受阻。根据饮食疗法，高血压患者应尽量多吃植物性蛋白质。一般高血压患者每千克体重应日摄蛋白质 1 克，但是病情不稳定或消瘦者，可将每日摄入的蛋白质量增至 1.2 ~ 1.5 克。如果患者的体重为 60 千克，那么每日需摄取 60 克蛋白质或 70 ~ 90 克蛋白质。患者摄取的蛋白质，1/3 应该来自优质蛋白，如牛奶、鸡蛋、瘦肉、豆类等。

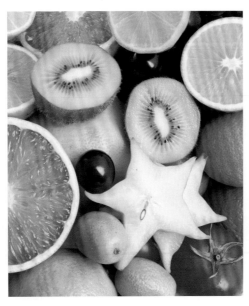

日常饮食多选择蔬果和粗粮。

原则三：多余热量，能免则免

正常情况下，人体的热量需要是与食欲相适应的，当正常食欲得到满足时，其热量需要一般也可满足，体重可维持不变；若热量供给过多，就会导致体重增加。

研究表明，患心血管疾病的人以过多食用动物脂肪者居多。作为已患有高血压或者具有高血压患病倾向的人，随着体内的脂肪组织逐渐增加，而其他活动性组织则相应减退，整个机体的代谢水平就会降低，加上多数高血压患者都年龄偏高、活动量少，消耗的热能也相对减少。因此，高血压患者应该注意控制热量的摄入。

肥胖患者应减少多余热量的摄入，将体重控制在标准范围内。体重每增加 12.5 千克，收缩压可上升 10 毫米汞柱，舒张压可上升 7 毫米汞柱。因此，肥胖者应减少多余热量摄入，控制体重，以每周减轻 1 ~ 1.5 千克为宜。

高血压患者应控制每日热量摄入值。膳食中提供能量的成分有蛋白质、脂肪、碳水化合物和酒精，高血压患者应全面控制摄入量避免摄入过多热量。

在制作食物时，宜采用清蒸、煮、拌的烹饪方法，不宜采用煎、炸、烤等方式，如鸡腿煮熟后宜凉拌，而不宜油炸。

原则四：保证膳食中钙的摄入充足

研究表明，人体每日摄入 800 ~ 1000 毫克钙，可预防血压升高。每日平均摄入钙量 450 ~ 500 毫克的人群比摄入钙量 1400 ~ 1500 毫克的人群，

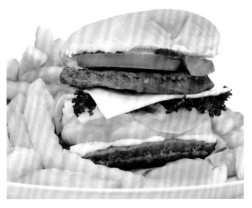

高血压患者的饮食要控制热量的摄入。

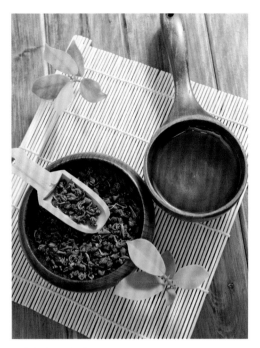

经常饮茶可降低血脂。

患高血压的可能性高出 2 倍。人群日均摄钙量若提高 100 毫克，可使收缩压平均下降 2.5 毫米汞柱，舒张压平均下降 1.3 毫米汞柱。

原则五：多喝茶少吃盐

营养学家称"茶是大自然赐予人类天然的最佳中药配方"。研究表明，饮茶能有效降低血脂、血压及血液中的胆固醇，进而预防心脑血管疾病的发生。这是因为茶叶中的茶多酚，特别是儿茶素，具有很强的降脂和保护毛细血管的作用。在日常生活中若不注意饮食就会引起身体里面的其他多发病症，每日三杯茶可清除身体内的胆固醇，软化血管，增强体质，预防和治疗高血压和高脂血症。

而盐的摄入量与高血压的发病率呈正相关，盐销售量大的地区高血压的发病率相对较高。因此，凡有轻度高血压或有高血压家族史的，其盐摄入量最好控制在每日 5 克以下，对血压较高或合并心衰者摄盐量更应严格限制，每日用盐量以 1 ~ 2 克为宜。

高血压患者饮食宜忌

高血压患者应该吃清淡、低盐等有助于降压的食物，要尽量避免摄入不利于控制血压的食物。患者要谨记日常生活中的饮食宜忌，并且严格遵守。下面详细介绍高血压患者饮食的宜与忌。

饮食宜忌	原因分析
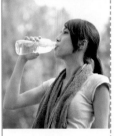 ☑ 清晨一杯水	研究证明，老年人及心血管疾病患者每天早晨喝 1 杯温开水，并且做到持之以恒，有利尿、帮助排便、排毒的作用，同时还有助于预防高血压、动脉硬化。目前认为，动脉硬化的发生与盐中的钠离子在血管壁上的沉积有关。若在早晨起床后马上喝杯温开水，可把前一天晚餐吃进体内的氯化钠很快排出体外。平时饮水多、爱喝茶的人，高血压、动脉硬化等病的发病率就低；反之，早晨吃干食，又无喝水习惯的人，到了老年，高血压、动脉硬化等病的发病率就会相对增高。
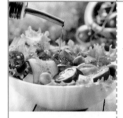 ☑ 饮食清淡	高血压患者饮食要清淡，每日盐的摄入量不应超过 3 克。制作低盐美味食品有技巧，教你几个控制盐用量的技巧：① 葱、姜、蒜经油爆香后会产生诱人的油香味，可以增加食物的香味和可口性。② 青椒、番茄、洋葱、香菇等食物本身具有独特的风味，和味道清淡的食物一起烹调可以起到调味的作用。③ 利用白醋、苹果汁、柠檬汁等各种酸味调料来调味，可以增加食物的甜酸味道，这样可相对减少对咸味的需求。
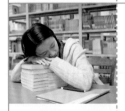 ☑ 饭后小憩	饭后，血液集中到胃肠，大脑相对供血不足，宜小憩一会儿助血压平稳。虽说"饭后百步走，能活九十九"，但是高血压患者不应饭后立即活动。早餐后，胃肠道充血，大脑相对供血不足，如果立即活动，血压会受影响，头会发晕。早饭后可稍坐 10 分钟左右，再做其他活动。午饭后，高血压患者也应小睡半小时左右。如无条件，可坐着打个盹儿，以有助血压平稳。
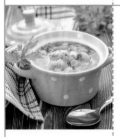 ☑ 用煮、蒸、炖、焖、熘的烹调方式	① 煮：这种烹调方式对糖类及蛋白质能起到部分水解作用，对脂肪的影响不大，但会使水溶性维生素如维生素 B_1、维生素 C 以及矿物质如磷、钙等溶于水中。② 蒸：这种烹调方式对营养成分的影响和煮相似，但矿物质不会因蒸而受到损失。③ 炖：这种烹调方式可使水溶性维生素以及矿物质如磷、钙、镁等融入汤中，但一部分维生素会受到破坏。④ 焖：焖的时间长短同营养素损失的多少成正比，但焖熟的菜肴酥烂、汁浓、味重、易于消化。⑤ 熘：因这种烹调方式在原料上裹上了一层糊，从而减少了营养素的损失。

饮食宜忌	原因分析

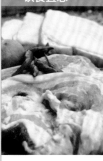
☒ 高胆固醇饮食

肥肉是含有饱和脂肪酸的动物性脂肪，长期过量食用会使血液中的胆固醇含量增高，胆固醇堆积在动脉内壁上可使动脉管腔变窄，从而影响供血，引起头晕、头痛，甚至动脉硬化等症状。冠状动脉硬化可引起心肌梗死、心绞痛、脑动脉硬化等疾病。

过多地食用动物性脂肪还可引起胆囊炎、胆石症、胰腺炎等疾病。40岁以上的高血压患者应特别注意日常饮食。荤腥食物或多或少都含有胆固醇，高血压患者特别是动脉硬化的患者不宜经常食用，应该根据血液中胆固醇的含量及是否有动脉硬化等情况来适当控制饮食。高血压患者应选择每100克中含胆固醇在100毫克以下的食物。

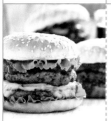
☒ 快餐

吃快餐会导致盐的过量摄入，建议少吃。爱吃快餐食物的人群患高血压的风险要高于其他人，这是因为快餐食物中含盐分过多，长期盐过量就会导致高血压、中风、冠心病等心脑血管疾病。调查发现，快餐食物如方便面、速冻食品等含有相对较高的盐分。研究报告指出，为了让食物存放时间长一点，生产商在快餐食物中加入大量盐，比如一包方便面大约含2.3克盐。所以在这里要提醒各位忙于工作而无暇做饭，常常依靠快餐食物过日子的上班族，要尽量控制自己每天食用快餐食物的分量。

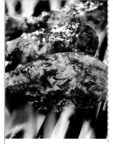
☒ 炸烤食物

① 炸：虽然油炸食物香、脆、嫩，但由于油炸时温度高，对许多营养素都有不同程度的破坏。蛋白质因高温而严重变性，脂肪也因油炸失去功能。② 烤：这种烹调方式不但使维生素A、维生素B_1、维生素B_2、维生素C受到相当大的破坏，也损失了部分脂肪，而且如果使用明火直接烤，还可能使食物产生某种致癌物质。③ 熏：这种烹调方式能使食物产生诱人的香味，色泽美观，但是会使维生素特别是维生素C受到破坏，并损失一部分脂肪，同时也可能产生致癌物质。④ 煎：这种烹调方式虽然能使食物外酥里嫩，但是对维生素及其他营养物质有一定的破坏作用。

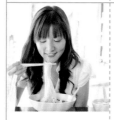
☒ 长期饱食

长期饱食容易导致肥胖，而肥胖者血液中的胰岛素水平一般高于常人。这种胰岛素会进一步刺激交感神经，促使血管收缩，进而增大血管的外周阻力，引起血压升高。而且，高胰岛素血症还会促使肾脏对钠的回吸收增多，致使血液容量增加，也会使血压升高。另外，肥胖还容易造成心脏泵血量增加，引起血压升高。因此，饮食要讲究科学，不宜长期饱食，高血压患者更应注意。

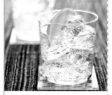
☒ 冷饮

患有高血压、冠心病、动脉粥样硬化的患者，应尽量少喝或不喝冷饮。因为冷饮食品进入胃肠后会突然刺激胃，使血管收缩、血压升高，加重病情，并容易引发脑出血。

适合高血压患者的四季饮食

春季　养肝护肝

【春季与高血压】

　　春季通肝，肝气旺盛而升发，不利于控制血压，所以春季高血压患者要养肝护肝。

【春季降压指南】

　　春季宜多吃新鲜蔬果，补充微量元素。日常饮食要多吃清淡食物，多饮水，少吃油炸食物。

牛奶燕麦粥

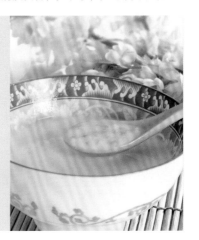

材料 燕麦、大米各50克，牛奶适量。

做法

1. 将燕麦、大米洗净放在锅中。
2. 锅内加清水，煮粥。
3. 粥煮好后加入牛奶即可食用。

功效 降低人体血液中的胆固醇含量，降低血压。

烹饪要点 牛奶要等到粥煮好后再加入，这样煮出的米粥会有一股浓郁的牛奶香。

- -

夏季　消暑避暑

【夏季与高血压】

　　动脉血管在高温的时候会扩张，血压下降，这对高血压患者来说是有益的。

【夏季降压指南】

　　高血压患者比其他人群更易出汗，因此高血压患者在夏季要多喝水，或者多吃水果、蔬菜。

凉拌苦瓜丝

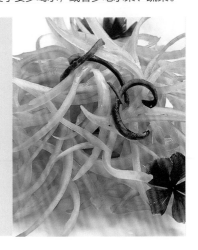

材料 苦瓜2根，白糖、红甜椒丝各适量。

做法

1. 苦瓜洗净，切成细丝；锅中加水，将苦瓜放在锅内小焯，捞出后在冷水中过凉。
2. 苦瓜丝中撒上白糖调味，饰以红甜椒丝即可食用。

功效 清热解毒，降压降脂。

烹饪要点 将切好的苦瓜放在冷水中过凉，这样可以减少其苦味。

秋季　润燥降压

【秋季与高血压】

　　秋风骤冷，血管收缩，高血压发病率会增加；人的胃口较好，也会造成血压波动。

【秋季降压指南】

　　高血压患者应少吃油腻食物，多吃一些具有滋阴润燥和降压作用的食物。

银耳红枣粥

材料 银耳、红枣、大米各适量，冰糖适量。

做法

1.银耳用冷水浸泡，洗净后撕成小块。

2.红枣、大米洗净，放入锅内。

3.锅中加水煮成粥。

4.待粥快煮熟时将泡好的银耳加入锅内继续煮，至粥煮熟。根据自己的口味添加适量的冰糖。

功效 滋阴生津，益气降压。

烹饪要点 煮粥时用大火，加银耳后转小火慢熬。

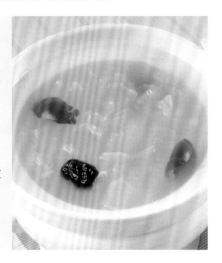

冬季　防寒保暖

【冬季与高血压】

　　冬季寒冷，是心脑血管病的高发季节。高血压患者要注意防寒保暖，预防脑梗死和脑出血。

【冬季降压指南】

　　高血压患者起居要多防范，坚持睡前用温水泡脚，早上慢起床，日常食用保护心脑肾的食物。

姜楂茶

材料 姜12克，山楂15克，枸杞适量，红糖12克。

做法

1.生姜洗净后切成片状；山楂洗净后去核，切片。

2.将姜片、山楂、枸杞、红糖倒入锅中，加适量的水，煎煮。

功效 降压，理气驱寒。

烹饪要点 煮去1/3的水后便可起锅，温服即可；不管是干山楂还是湿山楂都要清洗干净，干山楂最好用温水浸泡后再煎煮。

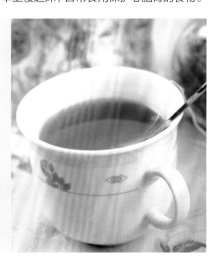

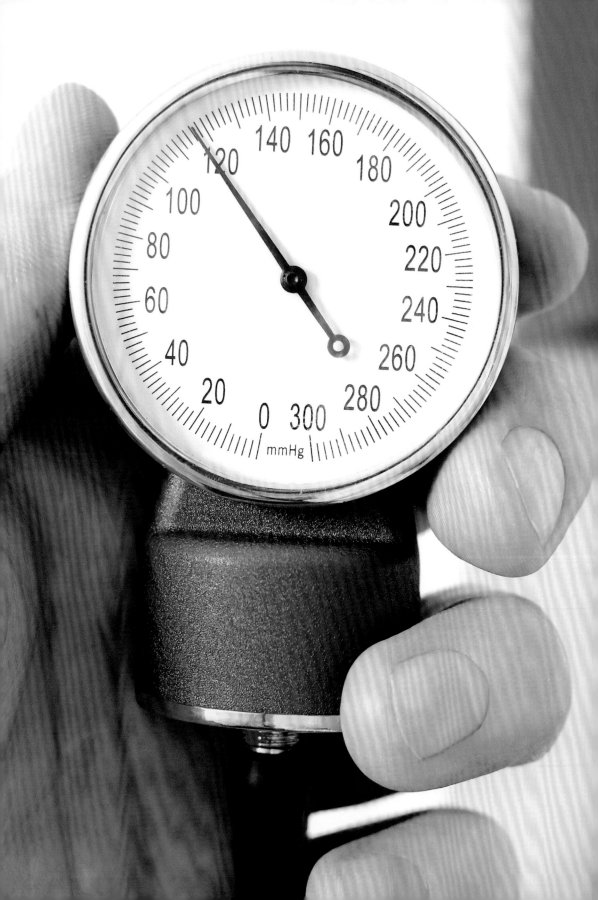

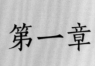

第一章

高血压是健康的无形杀手

　　高血压是当今世界发病率较高的疾病，且越发达的国家，高血压的发病率越高。高血压的波及面极广，对人体危害相当严重。调查显示，我国成人高血压患者的比例已经超过25%。高血压已经不仅仅是一个医学的问题，还是一个具有重大影响的社会问题，每个人都应对高血压有全面深入的认识和了解，以更好地预防高血压。

什么是高血压

心脏是一个强有力的肌肉器官，像一个水泵，日夜不停地、有规律地搏动着。一旦血压的变化较大，血液就无法为人体的各器官提供充足的血量，人体正常的新陈代谢就无法维持。

🔍 高血压的概念

高血压是指以收缩压和舒张压升高为主要特征的临床综合征。医学调查表明，血压有个体和性别的差异。一般说来，肥胖的人血压稍高于中等体格的人，女性在绝经前血压比同龄男性略低，绝经后动脉血压有较明显的升高。人群的动脉血压都随年龄增长而升高。高血压还有一定的遗传基础，直系亲属血压有明显相关。高血压定义与诊断分级标准规定，收缩压≥140毫米汞柱和舒张压≥90毫米汞柱为高血压。

🔍 收缩压与舒张压

收缩压：心脏通过收缩作用输送血液时，会使血液流动阻力增大，造成血压升高。此时的数值就是收缩压，又称高压。收缩压≤120毫米汞柱称为理想血压，收缩压≤130毫米汞柱称为正常血压，介于130～140毫米汞柱之间者，称为临界高血压。

舒张压：血液输送到大动脉时，大动脉扩张，并将血液积聚于大动脉后，输送至全身的末梢动脉，此时的血压值就称为舒张压，又称低压。成人正常的舒张压<90毫米汞柱。

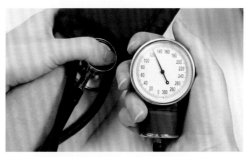

收缩压≤120毫米汞柱为理想血压，≤130毫米汞柱为正常血压。

血压会经常变动	
一天血压变化	早晨血压开始上升，随着日常活动的开始，血压会慢慢升高，在午后的两三点钟时血压达到最高值。
	到了晚上，血压又开始下降；人体处于睡眠状态时，血压达到最低状态。
四季血压变化	人体的血管在寒冷时收缩，冬季血压较高。
	人体的血管在温暖时舒张，夏季血压下降。

专家这样讲

不同的人血压也各不相同

不同的人血压也各不相同，通常而言，体型高大的人血压也会高一些。

年龄也会影响血压的高低，在成长期血压会随着年龄的增长而升高。

身体素质以及饮食习惯也会影响血压。有些老年人因为生活习惯、饮食习惯合理，即便过了50岁血压也不会升高，而有些人却因为生活习惯，饮食习惯不合理，还没有过35岁就出现血压升高的状况。

为何人们谈"高血压"色变

高血压是一种多发疾病，早期患者没有特别症状，或者仅仅有头晕、头痛、心悸等轻微症状，一般容易被忽视。若不留心，高血压还会引发心、脑血管及肾脏病变，因此不可轻视。

对心脏和血管的危害

血压的升高会使血管弹性减弱，为了保证血液的流动，心脏需更用力收缩，从而会引起左心室的肥大、心壁厚度增加。高血压对血管的影响表现在：一是导致血管破裂，二是粥样硬化引发阻塞。

对大脑的危害

高血压会造成血管阻塞。阻塞发生在脑部，会导致缺血性中风。破裂效应发生在脑部，会导致出血性中风。若破裂的血管主要在脑组织内、接近脑部表面血管，为脑内出血，患者会失去意识，或在一两个小时内发展成半身不遂。另外，高血压对血管造成的强大压力，会让血管变硬、管腔变窄。为了让血液能顺利送往全身，心脏只好更用力收缩，长期下来，左心室会变肥大，易造成缺血性心脏病的发生，如心绞痛、心肌梗死。

对主动脉的危害

高血压易使血管硬化，造成动脉壁的坏死、血管剥离的现象，发生时会产生剧烈的疼痛，疼痛部位和发生部位有关。

对肾脏的危害

肾脏内的微血管承受不住过高的血压，就会发生破裂，影响器官组织运作，降低肾脏的功能。若不加以控制，可能会导致肾脏功能不全、肾衰竭。

对眼睛的危害

高血压对眼睛造成的并发症，来自血管病变。当视网膜上的血管系统发生病变，无法提供足够养分让眼睛维持正常功能时，就会出现眼动脉硬化、眼底出血或渗出液、视乳突水肿等症状。

高血压诊断标准		
分级	收缩压（毫米汞柱）	舒张压（毫米汞柱）
正常血压	<120	<90
高血压	>140	≥ 90

专家这样讲

高血压患者为什么容易中风？

高血压患者容易发生中风主要是由于高血压对血管的损害以及脑血管结构本身的特点，主要原因包括：

长期患有高血压未做适当的降压治疗。

过分降压及对高血压的恐惧。

气候变化、环境因素、精神状态的影响。

间断的降压治疗，血压仍可突然增高。

早知道早预防，解密高血压早期症状

很多高血压患者没有明显的临床症状，一是因为血压升高速度慢，身体逐渐适应，所以没有产生不适症状；二是因为动脉硬化需经过较长时间才会逐渐形成。高血压要及时发现，做到早知道、早预防。

早期高血压四大症状

头晕头痛： 头晕头痛是高血压患者常见的症状，也是高血压患者的痛苦所在。头晕有时候是间歇性的，有时候是持续性的，患者头晕时头部会出现严重沉闷不适感，妨碍思考，严重影响工作和生活。高血压患者头痛多发生在太阳穴和后脑勺部位。

心悸失眠： 血压升高，会导致人的大脑皮质和自主神经出现功能失调，导致患者入睡困难、睡眠质量不高、易做噩梦、容易惊醒。自主神经活性增强，会使患者心跳加快、呼吸急促，妨碍患者入睡。个别患者还会出现心悸、烦躁、遇事急躁、易怒等症状。

耳鸣： 高血压易造成大脑皮质功能紊乱、神经功能失调，会使人的内部声波向外耳道散逸，患者的耳朵会出现断断续续嗡嗡作响的声音，这就是耳鸣。高血压患者的双耳经常会出现持续时间较长的间断性耳鸣，与一般性的耳鸣有所不同。

肢体麻木： 肢体麻木也是高血压患者常见的症状。血压升高时，人体的小动脉易痉挛，容易引起血管舒缩功能紊乱或动脉硬化，进而导致肢体局部供血不足、麻木。常见的有手指、脚趾麻木，颈背肌肉紧张、酸痛，经过治疗，症状一般会好转。不过，肢体麻木不易治愈，还容易引起中风。

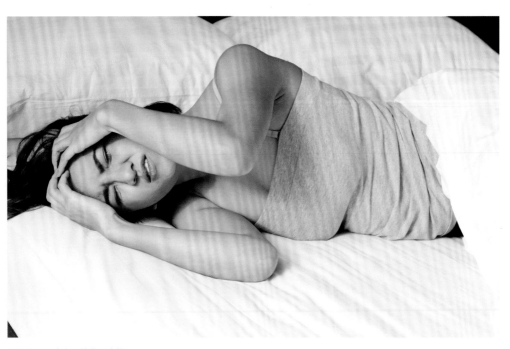

头痛失眠是高血压的典型症状。

高血压分级标准及危害

类别	收缩压（毫米汞柱）	舒张压（毫米汞柱）	危害
Ⅰ级高血压（轻度）	140 ~ 159	90 ~ 99	心脑肾等脏器尚未受到损害
Ⅱ级高血压（中度）	160 ~ 179	100 ~ 109	心脑肾轻度受损，有左心室肥厚、心脑肾损害等器质性病变
Ⅲ级高血压（重度）	≥ 180	≥ 110	心脑肾器官损害严重，易发生脑出血、心力衰竭、肾功能衰竭等病变，有生命危险

饮食预防高血压

宜选用具有降低胆固醇作用的中药材和食材，如黄精、菊花、决明子、灵芝、枸杞、何首乌、玉米须、杜仲、大黄、黑芝麻、黄豆、南瓜、大蒜、兔肉、山楂等。

宜选用具有清除氧自由基作用的中药材和食材，如苍耳子、女贞子、丹参、芦笋、洋葱、芹菜、大蒜、蘑菇、禽蛋等。

宜选择膳食纤维含量高的食物，可加速胆固醇排出，如糙米、玉米、小米、荠菜、绿豆等。

宜选用维生素、钾等矿物质含量高，有降血压功效的食物，如芦笋、莴笋、苹果、西瓜等。

忌食肥甘厚味的食物，如肥肉、羊肉、狗肉、动物油等。

起居预防高血压

应合理安排作息时间，生活要有规律，避免过度劳累和精神刺激。应早睡早起，睡眠、工作和休息时间应各约占全天时间的 1/3。

注意保暖，宜用温水洗澡，水温控制在 40℃左右。避免受寒，因为寒冷可以引起毛细血管收缩，易使血压升高。

进行体力活动和体育锻炼，有利于减肥，降低血脂，防止动脉硬化，使四肢肌肉放松、血管扩张，有利于降低血压。

高血压患者调养小偏方

取桑叶、黑芝麻各 250 克，牡丹皮、栀子各 120 克，一同研成粉末，加水制成梧桐子大小的药丸，早晚各用开水送服 6 ~ 9 克，主治高血压眩晕，适合高血压患者。

取荠菜花 30 ~ 60 克，加入适量的水，煎汤内服，可代茶饮，可常饮，适合高血压患者。

取大米 50 克，篱栏（中药）25 克，带壳鸡蛋 1 个，煮成稀粥，去篱栏渣和蛋壳，每日分 2 次食用药粥和鸡蛋，可治疗肝阳上亢型高血压。

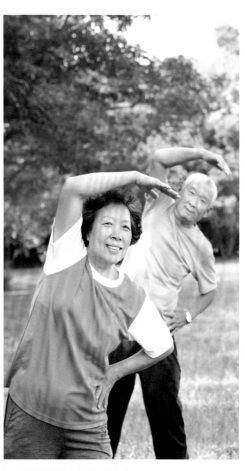

适当的体育锻炼，有利于降低血压。

找准病根再治病，剖析高血压的成因

找准病因，令高血压的预防和治疗更具有针对性。根据流行病学调查和研究显示，目前高血压的患病概率与下列因素有密切的关系。

🔍 摄入过多盐

在高血压众多的发病原因中，高盐饮食是一个重要原因，这已被越来越多的人所认同。盐的主要成分是氯化钠，当氯化钠进入人体后会分解成钠离子和氯离子。血液中的钠离子含量过高时会增加血液压力，从而造成血压升高，心脏负担加大，严重的情况下还会引起心脏衰竭。常见含盐较高的食物有咸菜、海虾、咸鱼、酱菜、腊肉、海鱼等。

🔍 遗传因素

据医学界的研究，不论是高血压、低血压或者正常血压，都与遗传有很大的关系。但这并不意味着父母有高血压，子女就一定有高血压，即使遗传了高血压的体质，只要养成清淡饮食、定期运动、作息正常的生活方式，也能有效地控制血压、稳定血压。

🔍 饮酒过量

饮酒过量会导致血压的上升。每日饮酒在 78 毫升以上的人患高血压的概率相对较高。因为酒中含的成分会造成小动脉持续收缩，使血管壁逐步硬化，从而不利于血液循环，最终对血压造成负面影响。

🔍 肝脏疾病

人体 70% 的运转功能都是由肝脏来主控与协助完成的，很多慢性病都是因肝功能失常而直接或间接造成的，如过敏、肥胖、神经质、高血压、脂肪肝等。

🔍 肥胖、便秘

肥胖和便秘已成为现代社会最常见的两种疾病，它们也很容易引起高血压。

🔍 嗜烟

烟草中含有大量尼古丁以及茶酚胺，会刺激心脏和肾上腺，加速心脏的跳动，收缩血管，导致血压上升。有人在研究吸烟与高血压的关系时发现，一支香烟会使收缩压增加 10 ~ 20 毫米汞柱，心跳每分钟增加 5 ~ 20 次。

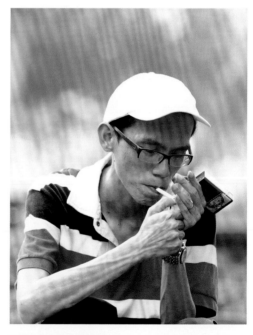

抽烟者患高血压风险较大。

饮酒与血压的关系			
饮酒量	对收缩压影响	对舒张压影响	患高血压概率
每日饮酒30毫升	增高 4 毫米汞柱	增高 2 毫米汞柱	50%
每日饮酒60毫升	增高 6 毫米汞柱	增高 2 ~ 4 毫米汞柱	100%

糖尿病

2 型糖尿病与高血压关系密切，近 40% 的 2 型糖尿病患者同时患有高血压，而在高血压患者中，则有 5%～10% 的患者同时患有 2 型糖尿病。高血压与糖尿病是独立但又关系密切的疾病，恰似"狼"与"狈"的关系。

肾脏病变、内分泌紊乱

当肾脏发生病变或内分泌紊乱时，极容易引起血压升高。

运动量少

现代交通工具普及，使人们的步行运动减少，为肥胖、高血压、糖尿病、血脂异常等现代病制造了"温床"。调查显示，缺乏运动的人高血压发病率明显高于运动活跃者。积极参加"每天步行一万步"的活动，可以增强身体素质，还有助于维持体重，降低血压。

颈椎病

颈椎病分为颈椎骨质增生、正常曲度变异和颈椎间盘突出等类型。由于颈髓需要从颈椎空通过，椎动脉需要从椎间孔中通过，所以当颈椎变形时，骨质增生会压迫神经和血管，引起血压升高。这种高血压被称作"颈性高血压"，多发于中老年人。现代电脑普及，人们伏案时间增加，颈椎病发病率由过去的 13.7% 上升到 25%，"颈性高血压"的患者也比过去明显增多。

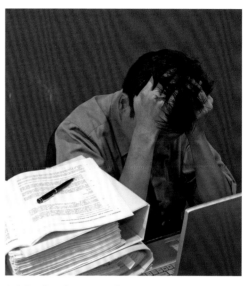

久坐者要警惕"颈性高血压"。

步行运动量与健康		
分级	步行运动量	运动情况
Ⅰ级	< 5000 步 / 天	缺乏运动
Ⅱ级	5000～7499 步 / 天	运动不足
Ⅲ级	7500～9999 步 / 天	基本活动状态
Ⅳ级	≥ 10000 步 / 天	运动活跃状态
Ⅴ级	≥ 12500 步 / 天	高度活跃状态

专家这样讲

运动可使血压下降吗？

目前人们认为，运动一来可以使高血压患者情绪稳定、心情舒畅，让工作和生活中的紧张焦虑情绪得到缓解，使全身处于紧张状态的小动脉得以舒张，从而促使血压下降；二来可以增加微血管血流和改善血管功能；三来可以达到既减肥又降压的目的，改善血脂、血糖，并使体重下降、血压正常。

哪些人容易患高血压

现代人的生活条件越来越好，患高血压的概率也越来越高。但并非所有人都会随着生活条件的改善而得高血压。高血压青睐于哪些特殊人群呢？下面我们就来看看哪些人容易患高血压。

🔍 肥胖人群

体重过重是引发高血压、糖尿病、高脂血症等疾病的重要因素。据统计结果显示，体重超出标准体重 10%、30%、50%、80% 的人，其高血压发病率分别为 10%、20%、25%、60%。可见，体重与高血压的发病率成绝对的正比例关系。

🔍 性格急躁的人

有关资料表明，高血压患者大多数为性格急躁或心胸不豁达的人。有人把性格急躁的人称为 A 型人，把做事无拘无束、随遇而安的人称为 B 型人。调查结果显示，A 型人更容易患上心绞痛、心肌梗死，即便是在同样的压力下，A 型人受到的刺激也远远大于 B 型人。

🔍 饮食过咸的人

相关资料统计表明，北方人比南方人更容易患上高血压，这是因为北方人饮食过咸的缘故。盐主要成分是氯化钠，过多食用氯化钠会导致机体钠盐增多，血管阻力增加，加重心血管负担，引起血压升高。

🔍 高血糖、高脂血症患者

患有糖尿病的人发生动脉硬化和高血压的概率比正常人要高 30 倍，若再加上并发的糖尿病，那么，患脑卒中以及心肌梗死的危险性就会远远高于正常人。

🔍 双亲中患有高血压的人群

统计表明，假如双亲中有高血压患者，其子女患高血压的概率就要大一些。因此，当双亲患有高血压时，其子女到了 20 岁左右就应该自觉去测量自己的血压是否正常。

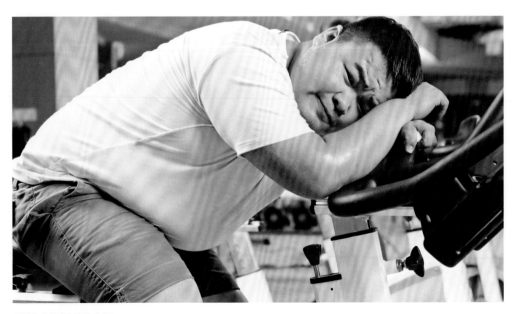

越胖的人越容易患高血压。

精神压力较大的人

情绪激动、精神紧张、脾气暴躁、办事总爱瞻前顾后等，容易导致高血压。而且这类人群一旦患上高血压就不容易被药物治愈。因此，日常生活中一定要注意调节情绪。

习惯性便秘者

长时间便秘会引起血压升高。因此，便秘的人一定要多食用富含膳食纤维的食物，早晨喝些牛奶和开水，多吃水果，养成良好的生活习惯。

吸烟的人群

香烟对人体的直接危害及对心脏和血管的害处都很大。尼古丁和一氧化碳会刺激交感神经，使末梢血管缩小，血流抵抗增加，血压上升。另外，吸烟时会吸进一氧化碳，一氧化碳吸入过多，血液中的氧气就会渐渐减少，一旦氧气减少到一定程度，就必须增加血流量以增加氧气的输送，这是吸烟导致血压增高的另一原因。

中老年人

通常情况下血压随着年龄的增长而升高。40岁以上的人群患高血压的概率为19%，50岁以上的人群患高血压的概率为40%，60岁以上的人群患高血压的概率为63%。

饮酒多的人群

饮酒多的人容易得高血压，每天喝白酒超过100毫升，久而久之就会造成酒精在体内累积，损害动脉血管，使动脉硬化，血压升高。研究表明，轻度饮酒者（每天1~2杯）比戒酒者血压低，而与不饮酒者相比，每天饮酒超过3杯者血压明显升高。

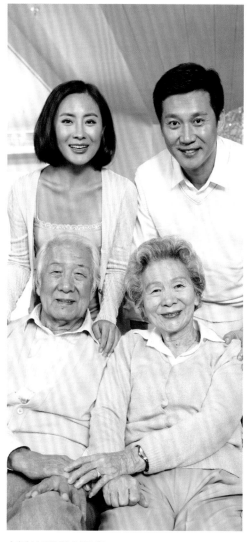

中老年人要保持心情开朗。

专家这样讲

瘦人也会得高血压

现代医学与营养学提出了一个"体脂肪"的概念，指的是身体所包含的脂肪重量，体脂肪率则指脂肪组织在身体成分中占的比率。体脂肪率过高，意味着包围着心脏、肝脏等重要器官的脂肪量过多，从而会引发相关的疾病。据调查结果显示，很多人体重在标准范围之内，甚至稍微偏轻，但是，他们的体脂肪率却偏高，这与他们平时的高脂肪、高糖饮食以及少运动有关。这些"外瘦内胖"者虽然体重没有超标，但是由于体内积聚了过多危害健康的脂肪，也很容易导致心血管疾病。

自测血压，让你对血压变化了如指掌

作为重要的体检指标，测量血压已越来越受到人们的关注。一般家庭中应自己购买血压计，尤其是家中有老人或者高血压患者的家庭。这样便于经常测量血压，及时掌握身体健康情况，及时对症调理。

🔍 选择血压计

家庭用的自动血压计至少每半年至一年检查一次，最好是在值得信赖的商店购买；买前请先试用，选择易于使用、说明书浅显易懂的机种。

购买血压计时应检查血压计的精确度是否良好，以选择专门制造血压计同时也制造医疗用大型机种的厂商的产品为佳；也可听从治疗医师的建议。

贵的东西不一定好，但便宜的商品必须慎重选择。

选择稍大的，尤其是开关类的血压计，最好选择较大、易于操作的产品，因为又小又硬的开关容易出现故障，不利于数值的读取。事实上，不管是数字式还是计量器式，较大的机种都比较容易读取数值。

🔍 测量血压注意事项

测量血压时，应尽可能地在温暖、安静的环境中测量。

测量前安静15分钟左右，应松开领带，脱去衬衫。

测量之前，先上厕所。

血压计缠臂的部位应与心脏在同一高度。

心情确实难以平静时，做几次深呼吸后再重新测量。

服用降压药期间，遵照医生指示，在站立或侧卧状态下进行测量。

当血压比以前略高或略低时，要沉住气，不可血压一升高就焦虑忧愁，一降低就得意忘形。

应由医生判定血压的测量结果。

🔍 "白大衣高血压"

医学上将一到医院检查血压就高于正常值、回家自测之后血压正常的现象称之为"白大衣高血压"。"白大衣高血压"患者见到医生就紧张的情况，只是暂时性的血压升高，早期一般不需要特别治疗，但却不能忽视。随着时间的推移或患者年龄的增长，"白大衣高血压"有可能发展成为真正的高血压，因此定期自测很重要。

🔍 自测血压的必要性

人的血压有早晚两个高峰期，这两个高峰期刚好避开医院的门诊时间，容易造成漏诊。有的人一到医院就紧张，测出的血压值比正常情况下高，回到家之后却发现血压正常，就会造成医生的误诊。因此，学会在家自测血压很重要。况且，随时测量血压，有助于了解特殊时间的血压情况和血压变化规律，从而为医生的早期确诊提供重要参考数据。

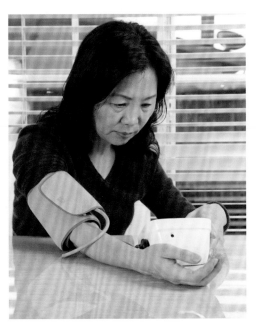

血压的自我监测很重要。

常见血压计对比	
分类	**适合对象**
臂式血压计	中老年人，糖尿病、高脂血症、高血压等患者。这两类人有血液循环障碍，末梢循环不好，若使用腕式血压计，会导致测量结果与实际血压误差较大，故只能使用臂式血压计
腕式血压计	除上述人群外，任何人群皆适用

血压计的类别和选用

血压计有水银血压计和电子血压计之分。其中水银血压计准确性较高，稳定性较好，但对使用者的技术要求较高，适合专业医生使用。一般家庭选择电子血压计即可，测量结果仅供医生诊断时参考，患者的身体情况需要医生通过听诊进一步确认。

电子血压计的使用方法

第一步：在测量血压之前，先休息15分钟，消除劳累、情绪等因素对血压的影响。如果之前曾运动，要休息30分钟后才可测量。

第二步：以坐位坐好，坐靠背椅，身体放松。

第三步：手掌朝上，卷起左上臂衣袖至上臂中部，包上袖带，开始测量。

测量时注意：① 袖带高度要与心脏处于同一水平，若袖带位置过高，测得的数值就偏低，若袖带位置过低，测量的血压值就比真实值高。② 袖带要松紧适中，缠得太紧，测得的数值偏低，过松则测得的数值偏高。③ 被测量者不要讲话，肘部不要动。

第四步：记录每次测量数据，应将测量日期、时间、地点和活动情况详细地记录下来，便于医生做参考。

需要注意的是，某一时刻的血压不能代表整体血压情况，需要一天测量多次，取多次测量的平均值。高血压患者自测时，每次最好定时间、定部位、定体位进行测量，定期监测血压，便于前后对照。

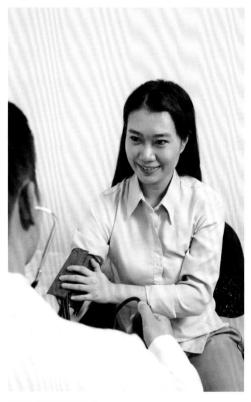

测量血压时要放松身体。

专家这样讲

高血压患者需要做哪些基本检查？

高血压患者的临床检查有血液检查、尿液检查、心电图、胸部X光摄影、肾盂摄影等，诊察有心肺的听诊、上肢和下肢的血压测定、体位的血压变动、腹部和颈部的血管有无杂音、眼底检查等。

高血压患者日常起居有问必答

很多人谈"高血压"色变，这固然与高血压严重危害人体健康有关，更重要的是人们普遍对高血压了解不多。下面内容将就人们对高血压的常见疑惑一一解答，让人们更清楚地认识高血压。

🔎 高血压患者怎么看电视？

电视的荧光屏对高血压患者刺激较大，电视剧情也容易刺激血压升高，因此，高血压患者要少看电视。

高血压患者看电视时应与电视机保持适当的距离，一般认为，用 14 英寸的电视机观看节目，距离不应少于 1.6 米；用 18 ~ 20 英寸的电视机观看节目，距离不应少于 2 米；用 25 英寸的电视机观看节目，距离不应少于 2.5 米；用 29 英寸的电视机观看节目，距离不应少于 3 米。荧光屏的亮度、对比度也不宜过强。

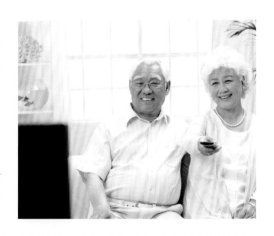

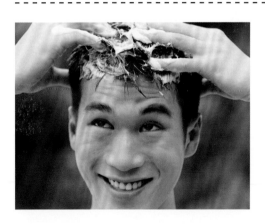

🔎 高血压患者应该怎样洗头？

高血压患者容易鼻出血，所以在洗头发时应尽可能避免低头，洗头的过程中要多按摩头部。

洗头时，高血压患者可用自己的十个手指，从头顶前额四周到后颈来回轻轻地旋转按摩，每次 20 ~ 30 转（也可以用梳子梳头），这样做可以刺激头皮神经末梢，通过大脑皮层促进头部血液循环，改善头皮营养和皮脂分泌，有利于新陈代谢和神经功能的调节，可松弛紧张的状态，使头脑清醒、全身舒适，从而降低血压。

🔎 高血压患者穿衣服要注意什么？

高血压患者穿衣习惯与健康人差别并不大，但也可以加强预防措施。

为了较好地控制血压，高血压患者应尽量穿着轻便、没有压迫感的衣服，以利于血液循环；冬季运动时应穿着排汗性好的贴身衣物，以有利于保温；夏季为散热可穿着短袖衬衫、裙子、短袜；可利用衣服的开口部位调节保温。

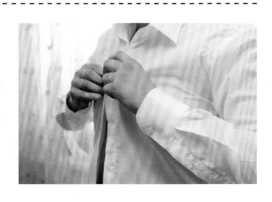

🔍 高血压患者可不可以搭乘飞机？

据调查，高血压患者如果血压控制不理想，在乘机时心脑血管意外发生率会明显增加。这是因为飞机起降时重力、舱内气压、气流、体位变化及狭小空间等因素对人体产生了一系列影响。

大多数心血管、神经内科医生和航空医生都主张高血压患者应将血压控制在理想水平后再乘机。恶性高血压患者、妊娠高血压患者、脑血管意外发生后两周内的患者、心肌梗死病发后一个月以内的患者是严禁乘机的。此外，三级高血压控制不理想者、心血管及开颅术后恢复期者、合并糖尿病及肾脏损害或蛋白尿患者，乘机应谨慎，最好征得医生的同意后再乘机。

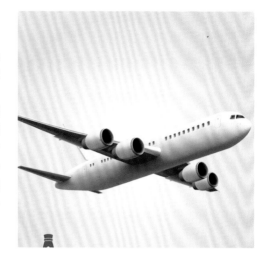

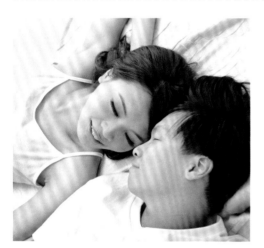

🔍 高血压患者可以过性生活吗？

高血压患者是否能够进行正常的性生活应该根据具体病情来决定。

一般来说，Ⅰ期高血压患者的血压虽有时增高，但可降至正常或接近正常，没有因高血压引起的心、脑、肾等并发症，这种患者可像正常人一样过性生活。Ⅱ期高血压患者的血压比较稳定，不会下降，并有轻度心、脑、肾等并发症，必须在药物保护下进行有节制的性生活。而Ⅲ期高血压患者，由于血压明显升高，持续不降，有明显的头痛、胸闷、心前区不适、肾功能减退等并发症，所以这种患者应停止性生活。

🔍 高血压患者睡多长时间最好？

高血压患者通常睡眠质量不高，睡觉时常感觉后脑木木的，非常难受，半夜容易醒来，且醒来后很难再次入睡，所以要注意调整睡眠时间。

高血压患者每天要保证充足的睡眠，一般为7～8小时，老年人可适当减少至6～7小时；工作了一上午的高血压患者，在吃过午饭后，应小睡一会儿，一般以半小时至1小时为宜，老年人可延长半小时。无条件平卧入睡时，可仰坐在沙发上闭目养神，使全身放松，这样有利于降压。

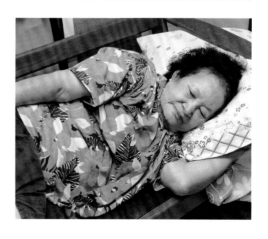

🔍 高血压患者可以快跑吗？

对高血压患者来说，剧烈运动易促使脉搏率和血压骤然升高而发生意外，特别是老年高血压患者，由于心肌收缩力减弱，血管壁弹性下降，管腔狭窄，血液压力增大，剧烈运动势必会使心脏负担加大。又因高血压患者呼吸系统功能已经减弱，容易因为肺活量和通气量减少而供氧不足。剧烈运动时耗氧量加大，极易因缺氧导致眩晕。所以，高血压患者不能快跑。

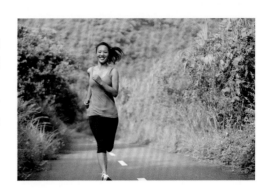

🔍 高血压患者可以游泳吗？

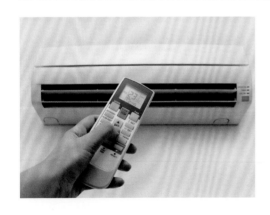

游泳对中度以上的高血压患者是不适宜的，游泳只适合轻型的高血压患者。因此，若医生诊断您为中度以上的高血压，就应禁止游泳。高血压患者游泳时还得注意做好准备运动，水温以26～27℃最宜，游泳时动作不应太激烈，应采用不太费力的泳式，例如仰泳、蛙泳等，至于自由泳、蝶泳等用力较大，而且身体摇晃比较厉害的泳式最好少采用。

🔍 高血压患者可不可以吹空调？

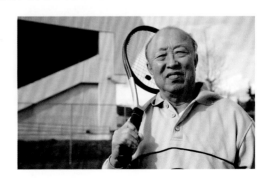

高血压患者尽量少吹空调，如果其他人需要吹空调，高血压患者要远离空调的出风口。

建议高血压患者最好将室内的温度控制在27～28℃，并且在医生的指导下，调整好药物剂量和品种，同时加强血压监测，至少早上起床和晚上临睡前分别测一次血压，以保平安。另外由于夏季出汗较多，大量出汗容易导致血液黏稠度增高，高血压患者应及时补充水分，降低血液的黏稠度，以防出现血栓栓塞。

🔍 高血压患者可以打篮球、网球吗？

对于高血压患者来说，篮球、网球、排球等过度激烈的运动会大幅度提高患者的血压，这样不仅会引发脑出血，而且当过量运动使身体过度疲劳之后，需要花费较长的时间才能恢复，所以对高血压患者来说，剧烈的运动是不适宜的。

走出高血压防治误区

☹ 误区一

高血压就是高血压病

高血压不一定都是高血压病，只有排除继发性高血压之后，才能称之为高血压病。导致血压升高的因素有很多，在测量得到的血压值偏高时，应进行多次血压测量。当医生诊断为高血压时，应进一步做全面的身体检查。

☹ 误区二

血压降得越快越好

很多人为了血压尽快恢复正常，或者是擅自服用多种降压药物，或是擅自增加药物的剂量，这是不正确的。高血压患者短期内的降压幅度应控制在原来血压的20%以内，如果降压太过急促，可能会使身体出现代偿现象。

☹ 误区三

高血压是顽固性疾病，降不下来

研究发现，血压真正降不下来的患者比例大约是7%。可见，真正的顽固性高血压患者只是极少数人。很多"顽固性高血压"患者的血压之所以居高不降，都是因为没有听从医嘱，降压药吃吃停停，或者偷工减料，"临时抱佛脚"造成的。

☹ 误区四

血压偏高但没有不舒服就不需要治疗

一次的血压稍微偏高，可能是由于一些生理因素的影响，但是多次的测量结果都偏高，就需要引起重视了。血压多次测量偏高，且可排除影响因素，即使没有不舒服的症状，也要及时接受治疗与调整血压，否则容易加速动脉硬化。

☹ 误区五

高血压患者不可以结婚

高血压患者是否可以结婚应具体情况具体分析。如果是因为一些疾病引起的高血压，如肾动脉狭窄，就应该彻底治愈以后再结婚。如果经医生反复详细检查仍难以明确致病因素，只要血压不太高、症状不太严重，在坚持用药的情况下还是可以结婚的。

☹ 误区六

不断变换药物品种

"不要老是吃同样的药物，以免失效。"具有这样观点的患者常主动地不断更换降压药物的品种，其实这是不对的。选择某些降压药物，获得满意效果后应继续坚持服用，降压药物一般不会失效。如有血压波动情况发生，应该寻找其他原因，包括感冒、发热、情绪波动等。

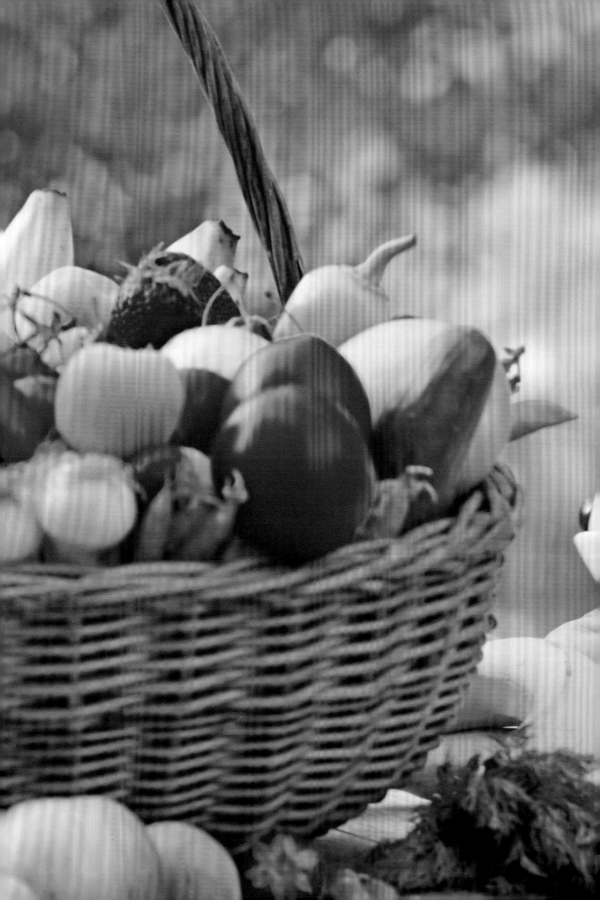

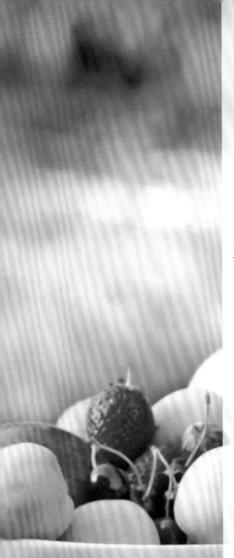

第二章

细数60种超级降压食材

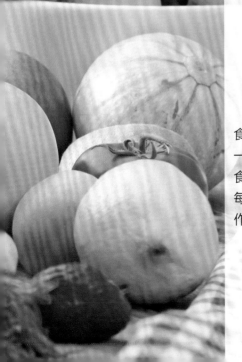

在日常生活中，对于许多高血压患者来说，哪些食物能吃，哪些食物不能吃，是他们最关心的问题之一。本章针对这个问题，重点列举了60种超级降压食材，详细介绍了每种食材的功效和降压作用，并为每种食材配备了两个优选降压食谱，详解其原理及制作过程，使读者一看就懂、一学就会。

红薯

降低血压
预防疾病

● **降压关键词**
有效降低血压，预防
心脑血管疾病

● **性味**
性平，味甘

● **归经**
归脾、胃经

适用量： 每日100～150克。

红薯中含有大量的黏多糖类物质，黏多糖类物质可以保持人体动脉血管的弹性，防止胆固醇在血管壁沉积，从而可有效地降低人的血压，预防动脉硬化，并且可以预防冠心病以及脑卒中等病症的发生。

🔍 食疗功效

红薯能供给人体大量的黏液蛋白、糖、维生素 C 和维生素 A，因此具有补虚乏、益气力、健脾胃、强肾阴以及和胃、暖胃、益肺等功效。常吃红薯能防止肝脏和肾脏中的结缔组织萎缩，预防胶原病的发生。

🔍 选购保存

挑选表面光滑、无黑色或褐色斑点、闻起来没有霉味的纺锤形红薯。表面有斑点或发芽的红薯有毒，不要购买。发霉的红薯含酮毒素，不可食用。保存时宜放冰箱或阴凉干燥处。

🔍 对并发症的益处

红薯能刺激消化液分泌及胃肠蠕动，预防便秘，还能有效减肥，可预防高血压性便秘症。红薯还能降低血脂，常食可有效防治高脂血症、脂肪肝等疾病。

特别提示 红薯叶的降压、降糖效果比红薯更佳，糖尿病、高血压患者也可经常食用。

☺ 最佳搭配

红薯＋芝麻＝健脾益胃、预防疾病

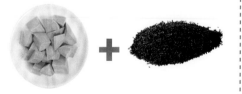

红薯＋粳米＝补中益气、增强体质

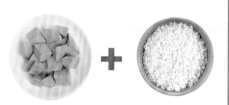

专家这样讲

红薯食用宜忌

红薯营养价值很高，一般人群皆可食用，尤其适合高血压、高脂血症、肥胖症、冠心病、动脉硬化等患者食用，具有良好的食疗作用，但胃溃疡、十二指肠溃疡及胃酸过多的患者不宜食用。

清炒红薯丝

材料 红薯200克，盐3克，鸡精2克，葱花3克，油适量。

做法

1. 红薯去皮，洗净，切丝备用。
2. 锅置火上后放油，待油热之后，放入红薯丝炒至八成熟，加盐、鸡精炒匀。
3. 待熟装盘，撒上葱花即可。

功效解读 本菜具有补虚益气、润肠通便、降脂降压的功效，适合体虚乏力、便秘、高脂血症、高血压、冠心病等患者食用。红薯含有大量黏多糖类物质，可保持人体动脉血管的弹性，降低胆固醇和血压。红薯还含膳食纤维，可促进胃肠蠕动，防治便秘，避免因排便困难、用力过度引起血压升高。

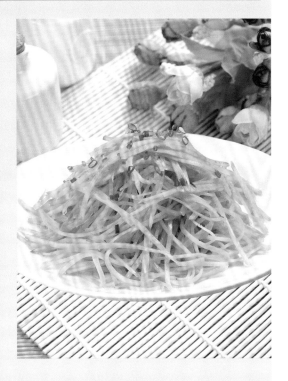

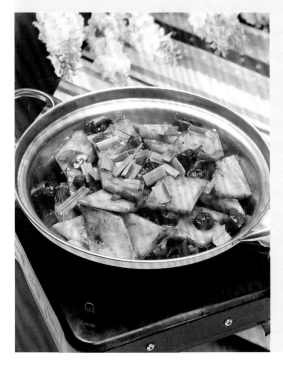

干锅红薯片

材料 红薯500克，红椒20克，盐3克，蒜苗5克，鸡精2克，酱油、红油、水淀粉、油各适量。

做法

1. 红薯去皮洗净，切片备用；红椒去蒂洗净，切圈；蒜苗洗净，切段。
2. 锅入油烧热，放入红薯滑炒片刻，加盐、鸡精、红椒、酱油、红油炒匀。
3. 快熟时，放入蒜苗略炒，加适量水淀粉勾芡，盛入干锅中用小火烧熟即可。

功效解读 本品具有健脾补虚、开胃消食、润肠通便、降压降脂的功效，尤其适合体虚便秘、食欲不振、高脂血症、高血压患者食用。红薯有降低血中胆固醇和血压的作用，可防治高血压、高脂血症和动脉硬化等症。

黑豆

**软化血管
降低血压**

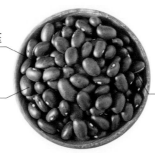

● **降压关键词**
软化血管、降低血压

● **性味**
性平，味甘

● **归经**
归脾、肝、肾经

适用量： 每日40克左右。

黑豆中含有亚油酸、卵磷脂、亚麻酸以及钙、镁等营养物质，这些营养物质能够有效地降低人体内的胆固醇含量，并有效地降低血压，软化血管，对高血压以及冠心病等心脑血管疾病都大有益处。

🔍 食疗功效

黑豆有祛风除湿、调中下气、活血、解毒、利尿、明目等功效。黑豆含有丰富的维生素E，能清除体内的自由基，减少皮肤皱纹，达到美容养颜的目的。黑豆中丰富的膳食纤维，可促进肠胃蠕动，预防便秘。

🔍 选购保存

选购黑豆时，以豆粒完整、大小均匀、颜色乌黑者为好，表面有研磨般光泽的黑豆不要选购。

黑豆宜存放在密封罐中，置于阴凉处保存。因豆类食品容易生虫，购回后应尽早食用完。

🔍 对并发症的益处

黑豆中含有丰富的膳食纤维，可促进胃肠蠕动，防止便秘，从而可避免因过度用力排便，引起血压升高导致脑卒中等并发症的危险。

特别提示 炒熟的黑豆热性大，不宜多食，否则容易上火。

☺ 最佳搭配

黑豆 + 牛奶 = 有利于吸收维生素B$_{12}$

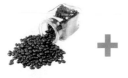 +

黑豆 + 橙子 = 营养丰富，能增强抵抗力

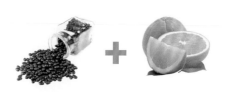

专家这样讲

黑豆食用宜忌

体虚、脾虚水肿、小儿盗汗、热病后出汗、腰膝酸软、肾虚耳聋、白带频多、四肢麻痹等患者经常食用黑豆，具有一定的食疗功效。但经常胃肠胀气、消化不良的患者不宜多食。

黑豆鸡汤

材料 黑豆100克，鸡腿1只，巴戟天、胡椒粒各15克，盐3克，红枣适量。

做法

1. 鸡腿洗净，剁块，锅置火上，加水烧沸，将鸡腿放入沸水中烫后冲净。

2. 黑豆淘净；锅置火上，将黑豆和鸡腿、巴戟天、胡椒粒、红枣一起放入锅里，加水至盖过材料。

3. 先以大火煮开，再转小火续炖40分钟，加盐调味即成。

功效解读 此汤中的黑豆有助于降低胆固醇、降血压，而巴戟天具有补肾阳、强筋骨、祛风湿的功效，适合高血压伴肾虚阳痿、腰膝酸软、神疲乏力的患者食用。但阴虚火旺、口干舌燥的高血压患者要慎食。

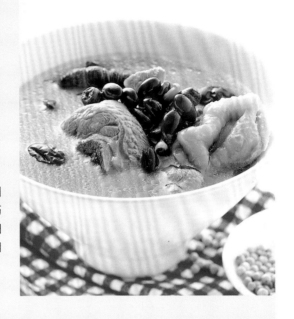

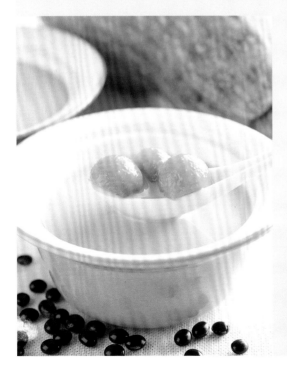

豆浆南瓜球

材料 南瓜50克，黑豆200克，糖10克。

做法

1. 黑豆洗净，放水中泡8小时，待软后捞出，放入果汁机中搅打；将搅打得到的黑豆汁和黑豆渣倒入锅中煮沸，滤取汤汁，即成黑豆浆。

2. 将南瓜削皮洗净，挖成圆球，煮熟后捞起沥干。

3. 南瓜球、黑豆浆装杯，加糖调味即可。

功效解读 本品中南瓜含有多糖类、类胡萝卜素、矿物质、氨基酸和活性蛋白等多种对人体有益的成分，还有清热利尿、润肠通便、降血压、降血糖、美容养颜等功效。黑豆不仅可以降低胆固醇和血压，还能益智补脑、补肾润肠。本品非常适合高血压、糖尿病、便秘等患者食用。

绿豆

**养心消暑
清热解毒**

适用量： 每日50克左右。

● **降压关键词**
降低血压、保护心脏、
防治冠心病

● **性味**
性凉，味甘

● **归经**
归心、胃经

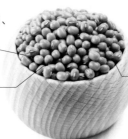

绿豆是一种典型的高钾低钠食品，它富含的钾元素能有效地促进钠的排出，还可以软化人体的血管，从而降低血压，维持血压的稳定。另外，绿豆还能保护心脏，预防心脑血管疾病的发生。

🔍 食疗功效

绿豆具有清热解毒、消暑止渴、利水消肿、保肝降压的功效。常服绿豆汤对接触有毒、有害化学物质而可能中毒者有一定的防治效果。绿豆还能防治脱发，使骨骼和牙齿坚硬，帮助血液凝固。

🔍 选购保存

选购绿豆时，一观其色，若是褐色，其品质已变；二观其形，若表面白点多，已被虫蛀。将绿豆在阳光下暴晒5小时，然后趁热密封保存。

🔍 对并发症的益处

绿豆所富含的多糖成分能增强血清脂蛋白酶的活性，达到降低血脂、血压的疗效，从而可以防治高血压、高脂血症、冠心病、动脉硬化、脑卒中等并发症。

特别提示 绿豆煮前用水浸泡数小时可缩短烹煮时间。煮时不要用铁锅，否则绿豆汤汁会变黑。

☺ 最佳搭配

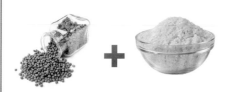

绿豆 + 大米 = 有利于被人体消化吸收

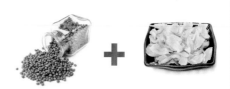

绿豆 + 百合 = 可解渴润燥、降压降糖

专家这样讲

绿豆食用宜忌

绿豆具有清热利尿的功效，疮疖痈肿、丹毒等热毒所致的皮肤感染及高血压、水肿、红眼病等患者均可食用绿豆，具有较好的食疗功效。但是脾胃虚寒、肾气不足者不能食用绿豆。

绿豆粥

材料 绿豆、粳米各80克，白糖10克。

做法

1. 将绿豆洗净，再以温水浸泡2小时。
2. 泡好的绿豆与洗净的粳米同入砂锅内，加水1000毫升。
3. 煮至豆烂米开汤稠时，加入白糖即可。

功效解读 绿豆含蛋白质和多种维生素以及钙、铁等营养素，有抑制血脂上升、降低血压的功效，可有效地防止动脉粥样硬化，并且还能清热解毒、解暑止渴、利尿通淋；而粳米可益气补虚、健脾和胃、改善胃肠道功能。本品适合脾胃气虚、内火旺盛的高血压患者食用。但脾胃虚寒、小便频繁的患者不宜多食。

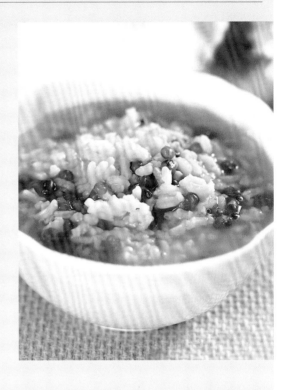

山药绿豆汤

材料 新鲜山药140克，绿豆100克，白糖10克。

做法

1. 绿豆泡至膨胀，沥干水分后放入锅中，加入清水，以大火煮沸，再转小火续煮40分钟至绿豆完全软烂，加入白糖搅拌至溶化后熄火。
2. 山药去皮，洗净，切小丁。
3. 另外准备一锅滚水，放入山药丁，煮熟后捞起，与绿豆汤混合即可食用。

功效解读 山药富含黏液蛋白、维生素及微量元素，能有效阻止血脂在血管壁的沉淀；绿豆有清热解暑、利尿消肿、降低血脂和血压的作用。本品为高血压、高脂血症、高胆固醇血症、糖尿病、动脉硬化及冠心病患者的药膳佳肴。

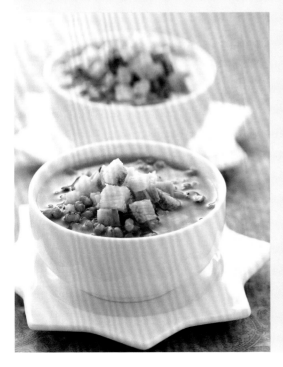

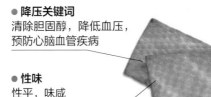

香干

健脾开胃
养心降脂

适用量：每餐40克左右。

● **降压关键词**
清除胆固醇，降低血压，
预防心脑血管疾病

● **性味**
性平，味咸

● **归经**
归肺、脾、胃经

香干中含有丰富的卵磷脂，可以有效降低血压，防止血管硬化，预防心血管疾病。香干中含有的大豆蛋白经酶水解后会产生多肽，多肽具有抗氧化、降血压的作用。

🔍 食疗功效

香干中含有丰富的蛋白质，而且所含的蛋白属于完全蛋白，不仅含有人体必需的8种氨基酸，而且其比例也接近人体需求，营养价值较高；有健脑、抗氧化、瘦身减肥、增强免疫力等功效。

🔍 选购保存

宜选择新鲜、色蜡黄、有自然香味，无馊腐异味的香干。宜将香干装入碗中，用清水浸泡，放入冰箱冷藏保存。

🔍 对并发症的益处

香干含有多种矿物质，可补充钙质，能有效降低血压，还能防治老年人因缺钙引起的骨质疏松，促进骨骼发育，对小儿、老人的骨骼生长极为有利。

特别提示 嘌呤代谢异常的痛风患者以及血尿酸浓度增高的患者要慎食香干。

☺ 最佳搭配

香干 + 韭菜 = 可降压，预防心脑血管疾病

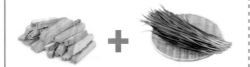

香干 + 金针菇 = 可以降压、抗癌、润肠

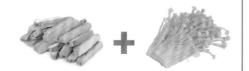

专家这样讲

香干食用宜忌

香干具有一定的营养价值，适宜身体虚弱、营养不良、气血双亏之人食用；也适宜高脂血症、高胆固醇血症、肥胖及血管硬化者食用，具有良好的食疗功效。但嘌呤代谢异常的痛风患者要慎食。

香干炒芹菜

材料 香干3块，芹菜150克，盐、味精、食用油、红椒各适量。

做法

1. 芹菜择去老叶，洗净，切段；红椒洗净，切圈。

2. 香干洗净切条；锅置火上，注水烧沸，将香干放入沸水中浸烫，捞起沥干。

3. 锅置火上，倒油烧热，放入芹菜、香干和红椒，加入盐和味精调味，炒至断生，装盘即可。

功效解读 香干含有丰富的卵磷脂，可以清除附着在血管壁上的胆固醇，防止血管硬化，预防心血管疾病，且其中含有的大豆蛋白酶水解后产生的多肽，具有抗氧化、降血压的作用。芹菜中含有酸性的降压成分，有明显的降压作用。

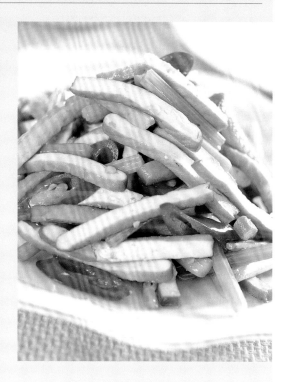

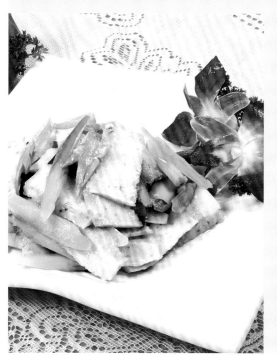

芥蓝炒香干

材料 香干250克，芥蓝150克，盐3克，味精1克，生抽8毫升，红椒10克，油、水淀粉各适量。

做法

1. 香干洗净切片；芥蓝洗净切段，放入沸水中焯熟，捞出沥干；红椒洗净切片。

2. 锅置火上，注油烧热，下香干稍炒，加入芥蓝和红椒，调入生抽炒至熟，加盐和味精调味，用水淀粉勾薄芡，炒匀即可。

功效解读 本品中芥蓝含有有机碱，可刺激人的味觉神经，提高食欲，同时它还含有大量的膳食纤维，能够防止便秘、软化血管、降低胆固醇；香干除了含有人体必需的8种氨基酸以外，还含有丰富的卵磷脂，有降低胆固醇、防止血管硬化、预防心血管疾病的作用。

荞麦

**扩张血管
养胃养心**

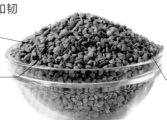

● **降压关键词**
增强血管壁的弹性和韧度，有效降低血压

● **性味**
性平，味甘

● **归经**
归脾、胃、大肠经

适用量： 每日60克左右。

> 荞麦中含有丰富的维生素 P，可以增强血管壁的弹性、韧度和致密性，降低血压；其含有的烟酸成分可促进机体的新陈代谢，扩张血管和降低血液中的胆固醇含量。荞麦含有的这些物质对高血压患者很有益处。

🔍 食疗功效

荞麦具有健胃、消积、止汗的功效，能有效辅助治疗胃痛胃胀、消化不良、肠胃积滞、慢性泄泻等病症。荞麦中含有丰富的维生素 P，可以增强血管壁的弹性、韧度和致密性，降低血压。

🔍 选购保存

应挑选大小均匀、颗粒饱满、有光泽的荞麦粒。荞麦应在常温、干燥、通风处储存；荞麦面应与干燥剂同放在密闭容器内低温保存。

🔍 对并发症的益处

荞麦能帮助人体代谢葡萄糖，是防治糖尿病的天然食品；而且荞麦秧和叶中含多量芦丁，经常煮水服用可预防高血压引起的脑出血。此外，荞麦所含的纤维素可使排便恢复正常，并预防各种癌症。

特别提示 从保健的角度来看，苦荞比甜荞营养更胜一筹，所以食疗偏向于选择苦荞。

☺ 最佳搭配

荞麦 + 韭菜 = 可降低血糖、降低血压

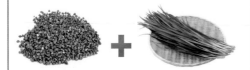

荞麦 + 瘦肉 = 可以有效止咳、平喘

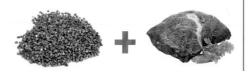

专家这样讲

荞麦食用宜忌

荞麦的营养价值很高，食欲不振、肠胃积滞、慢性泄泻等病症患者可经常食用荞麦，出黄汗、夏季痧症、糖尿病患者更适宜常食荞麦。但体虚气弱、肿瘤、脾胃虚寒等患者不宜食用。

肉丝黄瓜拌荞麦面

材料 牛肉200克，黄瓜100克，荞麦面150克，红椒1个，盐3克，味精2克，香油5毫升。

做法

1. 黄瓜洗净，切成丝；牛肉洗净，切丝，入沸水中氽熟；红椒洗净，切丝。
2. 锅内加水烧开，下荞麦面煮熟，捞出。
3. 将荞麦面、瘦肉丝、黄瓜丝、红椒丝和调味料一起拌匀即可。

功效解读 黄瓜中含有的细纤维素，可以降低血液中胆固醇、甘油三酯的含量，对高血压、高脂血症、肥胖症等患者都有很好的食疗作用；而荞麦含有的维生素有调节血脂、扩张冠状动脉的功效。常吃本品，可有效预防冠心病。

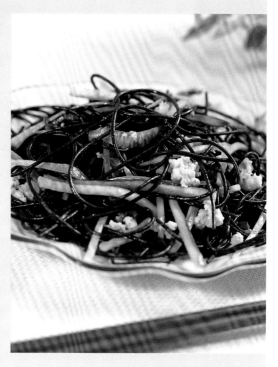

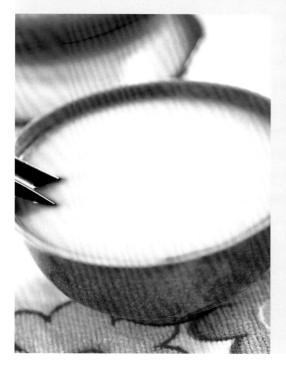

牛奶煮荞麦

材料 鸡蛋2个，荞麦200克，牛奶适量，白糖适量。

做法

1. 将荞麦放入锅中炒香后盛出，再放入搅拌机中打成粉末。
2. 将鸡蛋打入杯中，冲入开水。
3. 把用开水冲好的鸡蛋倒入牛奶中，搅匀后倒入锅中，再倒入荞麦粉、白糖，煮至入味即可。

功效解读 本品中的荞麦含有丰富的维生素P，可以增强血管壁的弹性、韧度和致密性，有降低血压的功效，与鸡蛋、牛奶同食，还可益气补虚、补脑安神，适合体质虚弱的老年性高血压患者食用，同时还可防治阿尔茨海默病，改善睡眠状况。

小米

**养心安神
益气补虚**

适用量： 每日60克左右。

● **降压关键词**
抑制血管收缩、降低血压

● **性味**
性凉，味甘、咸（陈者性寒，味苦）

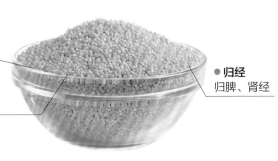

● **归经**
归脾、肾经

小米富含多种维生素和矿物质，能抑制血管收缩，有效降低血压，防治动脉硬化，是高血压患者的健康食品。小米的营养价值很高，它还能健脾益胃、益气补虚，对久病体虚的高血压患者大有益处。

🔍 食疗功效

小米有健脾、健胃、安眠等功效，含蛋白质、脂肪、铁和维生素等，消化吸收率高，是幼儿的营养食品。同时，它富含人体必需的氨基酸，是体弱多病者的滋补保健佳品，其所含的大量碳水化合物，对缓解精神压力、紧张、乏力等有很大的作用。

🔍 选购保存

购买小米应首选正规商场和较大的超市。宜购买米粒大小、颜色均匀、无虫、无杂质的小米。小米宜贮存在低温干燥处。

🔍 对并发症的益处

小米富含微量元素，能有效调节血糖。小米中含有的维生素 B_1 对糖尿病患者的手、足、视觉神经有保护作用，可以预防高血压性糖尿病症，还可防治糖尿病性足病、坏疽。

特别提示 淘洗小米时不要用手搓，更不要用热水淘洗小米，否则会影响小米的营养价值。

☺ 最佳搭配

小米 ＋ 洋葱 ＝ 生津止渴、降脂降压

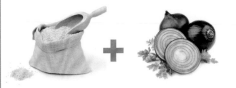

小米 ＋ 黄豆 ＝ 健脾和胃、益气宽中

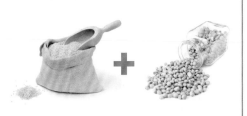

专家这样讲

小米食用宜忌

小米的营养价值很高，对于很多病症都有很好的食疗作用，病人、孕妇，以及有脾胃虚弱、反胃呕吐、体虚、食欲缺乏、失眠、低热、消化不良、泄泻等症状的患者可以经常食用小米。

小米粥

材料 小米100克，干玉米碎粒、糯米各50克，白糖少许。

做法

1. 将材料洗净，备用。
2. 洗后的材料一起放入电饭煲内，加水后煲粥，煲至粥黏稠时盛入碗内。
3. 加白糖调味即可。

功效解读 本品富含人体必需的氨基酸，是滋补保健佳品。小米中富含多种维生素和矿物质，能够有效地抑制血管收缩，降低血压，防治动脉硬化。玉米含有丰富的钙、硒和卵磷脂、维生素E等，可降低血清胆固醇，减轻动脉硬化和脑功能衰退的程度，对高血压、冠心病、脑卒中、阿尔茨海默病有一定的防治作用。

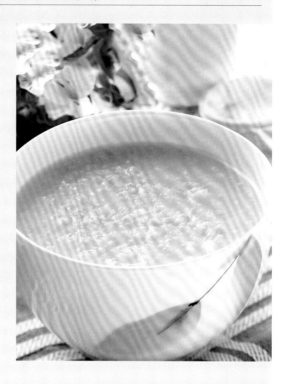

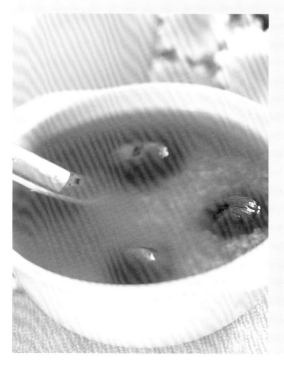

桂圆小米粥

材料 桂圆3颗，小米80克，红糖20克。

做法

1. 将桂圆肉洗净备用；小米放入清水中淘洗干净备用；将桂圆与淘洗干净的小米一起放入洗净的锅内。
2. 锅置火上，往锅内注入适量清水，用大火烧开后转小火熬煮成粥。
3. 调入红糖，煮至红糖溶化，拌匀即可。

功效解读 此粥富含蛋白质、维生素和各种矿物质等，可在一定程度上防治高血压，对高胆固醇血症、动脉硬化、高脂血症、冠心病等也有一定的食疗作用，并且还有养心、安神、益智的功效。

黑米

控制血压
健脾开胃

适用量： 每日50克左右。

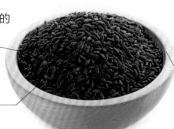

● **降压关键词**
降低患心脑血管疾病的风险

● **性味**
性平，味甘

● **归经**
归脾、胃、肾经

> 黑米中的钾、镁等矿物质有利于控制血压、减少患心脑血管疾病的风险，所含的黄酮类活性物质，能维持血管正常渗透压，减轻血管脆性，预防动脉硬化。

🔍 食疗功效

黑米具有健脾开胃、补肝明目、滋阴补肾、益气强身、养精固肾的功效，是抗衰美容、防病强身的滋补佳品。同时，黑米含 B 族维生素、蛋白质等，对于脱发、白发、贫血、流感、咳嗽、气管炎、肝病也有较好的功效。

🔍 选购保存

选购时要选择粒大饱满、黏性强、富有光泽、不含杂质和虫蛀的黑米。散装黑米需要放入保鲜袋或不锈钢容器内，密封后置于阴凉通风处保存。

🔍 对并发症的益处

黑米富含膳食纤维，可预防餐后血糖急剧上升，有效维持血糖平衡，改善高血压性糖尿病患者的病情。其含有的维生素 B_1 能保护糖尿病患者的手、足、视觉神经。

特别提示 黑米外部有一层坚韧的种皮，不容易煮烂，在烹煮前要先浸泡一段时间。

☺ 最佳搭配

黑米 + 绿豆 = 可健脾胃、祛暑热、降血压

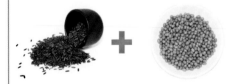

黑米 + 莲子 = 可清心火、降血压、安神助眠

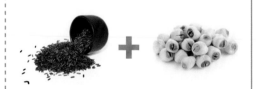

专家这样讲

黑米食用宜忌

头昏、眩晕、贫血、白发、眼疾、咳嗽等患者及产妇宜经常食用黑米；火盛燥热者忌食黑米。黑米外部有一层坚韧的种皮，不易煮烂，在烹煮前要先泡一段时间。假如黑米没有煮烂就食用，容易引起急性肠胃炎。

黑米黑豆莲子粥

材料 糙米40克，燕麦30克，黑米、黑豆、红豆、莲子各20克，白糖5克。

做法

1. 将除燕麦、白糖外的材料洗净，放清水中泡发；莲子泡发后挑去莲心备用。
2. 锅置火上，加水，放入以上材料和燕麦。
3. 大火煮沸后转小火煮至各材料均熟，粥呈浓稠状，调入白糖拌匀即可。

功效解读 黑米含有钾、镁及黄酮类活性物质，能维持血管正常的渗透压，减轻血管脆性，预防血管破裂等症。黑豆、红豆、莲子、燕麦营养丰富，富含钙和多种维生素，不仅有助于控制血压，还能帮助高血压患者改善睡眠状况，减少患心脑血管疾病的风险。本品很适合高血压患者食用。

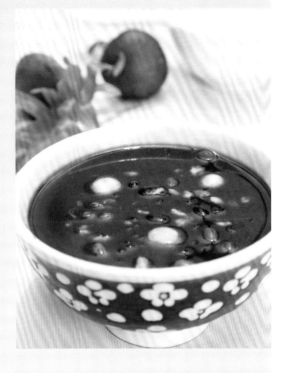

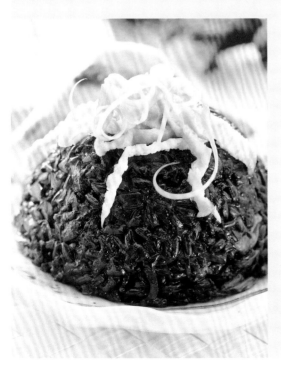

黑米菜饭

材料 黑米150克，包菜200克，胡萝卜50克，鸡蛋1个，葱花适量。

做法

1. 黑米淘净，加水浸泡2小时，捞出备用；包菜洗净后切成粗丝；胡萝卜削皮，洗净后切丝；将包菜丝、胡萝卜丝、黑米和匀，一起放入电饭锅里，然后注水煮粥；鸡蛋煎成蛋皮，切丝。
2. 待电饭锅开关跳起，续闷10分钟，盛起，撒上蛋丝、葱花即成。

功效解读 黑米含有多种维生素、钙、铁及膳食纤维，这些成分都对降低血压有重要的作用。包菜和胡萝卜不仅可以降低血压，还有增强免疫力的作用。鸡蛋益气补虚，可改善老年性高血压患者的体质。

薏米

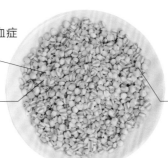

**消肿降压
健胃益肠**

● **降压关键词**
预防高血压、高脂血症
以及心脏病等

● **性味**
性凉，味甘、淡

● **归经**
归脾、胃、肺经

适用量： 每日75克左右。

薏米是五谷中含纤维素最多的，薏米中所含的丰富的水溶性纤维素，可以降低胆固醇以及甘油三酯的含量，有效预防高血压、高脂血症、脑卒中、心血管疾病及心脏病。

🔍 食疗功效

薏米具有利水渗湿、抗癌、解热、镇静、镇痛、抑制骨骼肌收缩、健脾止泻、除痹、排脓等功效，还可美容健肤，对于治疗扁平疣等病症有一定食疗功效，还有增强人体免疫力、抗菌抗癌的作用，也可用于肺痈、肠痈等病的治疗。

🔍 选购保存

薏米以粒大、饱满、色白、完整者为佳。将薏米置于干燥密闭的容器内保存即可。

🔍 对并发症的益处

薏米富含的维生素 B_2、薏米酯、谷甾醇、氨基酸具有降低血糖的作用。薏米中含有的膳食纤维，可促进排便，从而延缓餐后血糖上升。此外，多食薏米还能美容健肤。

特别提示 尿多者及怀孕早期的妇女不宜食用薏米。

☺ 最佳搭配

薏米 + 香菇 = 可降血压、防癌抗癌

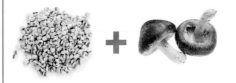

薏米 + 腐竹 = 可降低人体胆固醇含量

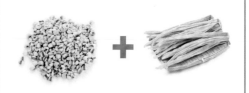

专家这样讲

薏米食用宜忌

薏米对于很多病症都有很好的食疗作用，泄泻、湿痹、水肿、肠痈、肺痈、淋浊、慢性肠炎、阑尾炎、风湿寒性关节痛、尿路感染、白带过多、癌症、高血压患者可以经常食用薏米；但尿多者及怀孕早期的妇女不宜食用薏米。

半夏薏米粥

材料 半夏15克，薏米50克，百合10克，冰糖适量。

做法

1. 将半夏、百合洗净；将薏米洗净，浸泡1小时。

2. 锅置火上，加水大火烧开，倒入薏米煮至半熟，再倒入半夏、百合，用小火煮至薏米熟透。

3. 加入适量冰糖调味即可。

功效解读 薏米含有丰富的水溶性纤维素，可以降低血液中胆固醇及甘油三酯的含量，能有效预防高血压、高脂血症、心血管疾病以及心脏病。百合具有滋阴生津、降压安神的功效。半夏可燥湿化痰，对痰湿型高血压有很好的疗效。

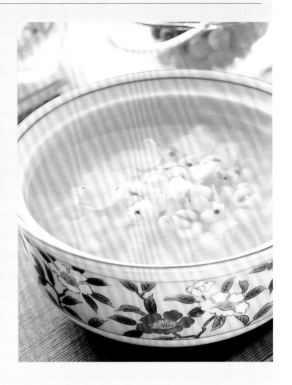

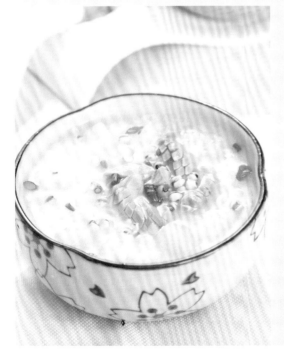

猪腰山药薏米粥

材料 猪腰100克，山药80克，薏米50克，糯米120克，盐3克，味精2克，葱花、香油各适量。

做法

1. 猪腰收拾干净，切花刀；山药去皮后洗净，切块；薏米、糯米淘净，浸泡好。

2. 锅置火上，加水，下入薏米、糯米，大火煮沸后放入山药，转中火煮半小时。

3. 改小火，放入猪腰，待熟后调入适量的盐和味精，淋入香油、撒上葱花即可。

功效解读 本品可以降低血液中的胆固醇含量，还有利水渗湿、补肾强腰、增强机体免疫力的功效，适合肾虚型高血压患者食用。由于糯米的黏度极高，不易消化，脾胃较虚弱的患者不宜食用太多。

鲫鱼

调中益肝
降压降脂

● **降压关键词**
优质蛋白质含量高、种类齐全，能防治高血压、动脉硬化

● **性味**
性平，味甘

● **归经**
归脾、胃、大肠经

适用量： 每次50克左右。

　　鲫鱼的营养价值很高，鲫鱼中所含的蛋白质质优，且种类齐全，可有效防治高血压、动脉硬化，降低胆固醇和血液黏稠度，预防心脑血管疾病。鲫鱼有补气健脾、利水降压的作用，能有效防治动脉硬化、高血压和冠心病。

食疗功效

　　鲫鱼可补阴血、通血脉、补体虚，还有益气健脾、利水消肿、清热解毒、通络下乳、祛风湿病痛之功效。鲫鱼肉中含极高的蛋白质，易于被人体所吸收，氨基酸含量也很高，可促进儿童智力发育。

选购保存

　　身体扁平、颜色偏白的鲫鱼，肉质会很嫩。

　　新鲜鲫鱼的眼略凸，眼球黑白分明，眼面发亮。用浸湿的纸贴在鱼眼上，可延长鱼的保鲜期。

对并发症的益处

　　鲫鱼所含的蛋白质属优质蛋白，可增强糖尿病患者的免疫力，有助于控制血糖；其所含的氨基酸可降低血液黏稠度，降低糖尿病患者并发心脑血管疾病的概率。

特别提示　感冒患者、痛风患者不宜多食。

☺ 最佳搭配

鲫鱼 + 黑木耳 = 可降压降脂、润肤抗老　　　　鲫鱼 + 红豆 = 可降低血压、利水消肿

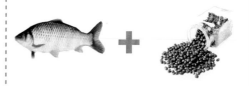

专家这样讲

鲫鱼食用宜忌

　　鲫鱼的营养价值很高，对很多疾病都有很好的食疗功效，慢性肾炎水肿、肝硬化腹水、营养不良性水肿、产后乳汁缺少，以及脾胃虚弱、饮食不香、小儿麻疹初期、痔疮出血、慢性久痢等病症者可经常食用。但感冒、痛风患者不宜多食。

蒜蒸鲫鱼

材料 鲫鱼1条，肉片250克，盐3克，蒜泥50克，味精2克，酱油、葱丝、葱片、姜片、姜丝、红椒丝、食用油、香油各适量。

做法

1. 将鲫鱼处理干净，抹上盐和味精腌制入味备用。
2. 在腌好的鲫鱼上放准备好的肉片和葱、姜片，然后将其上笼蒸熟后取出，去掉肉片、葱姜片，加葱丝、姜丝、红椒丝，用热的食用油浇一下。
3. 蒜泥加盐、酱油和香油调匀，和鲫鱼一同上桌，蘸食即可。

功效解读 鲫鱼能为人体提供优质蛋白，常吃鲫鱼有利于减肥，有助于降血压和降血脂，对预防心脑血管疾病有明显的功效。

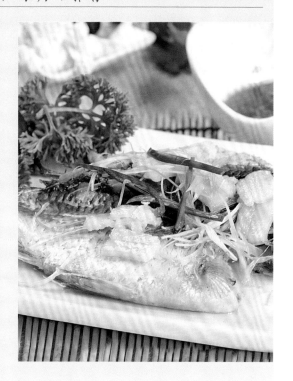

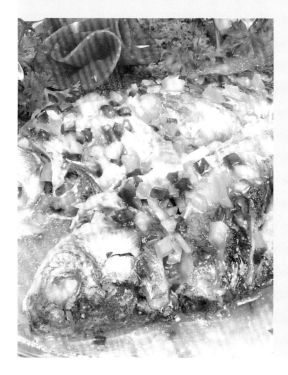

剁椒清香鲫鱼

材料 鲫鱼2条，剁椒、红椒各适量，料酒10毫升，盐、葱花、姜末、油各适量。

做法

1. 鲫鱼处理干净，两面切花刀，用盐、料酒涂抹均匀；红椒洗净，切碎；剁椒、红椒、姜末撒在鱼身上，放入蒸笼内。
2. 锅置火上，注水烧沸，将鲫鱼放入锅中，用大火将鲫鱼蒸8～9分钟。
3. 出锅，撒上葱花；锅中加油烧热，将油浇在鱼身上即可。

功效解读 鲫鱼有补气健脾、利水降压的作用，能有效预防动脉硬化、高血压和冠心病的发生。而红椒、剁椒含有丰富的辣椒素，能加速人体的新陈代谢，促进胃液分泌，增强食欲，改善消化功能，适合食欲不振的高血压患者食用。

草鱼

**活血通络
抗衰养颜**

● **降压关键词**
降低血压，促进血液
循环

● **性味**
性温，味甘，无毒

● **归经**
归肝、胃经

适用量： 每日50克左右。

草鱼含有丰富的不饱和脂肪酸，对降低血压、促进血液循环有很好的食疗效果，同时还能预防冠心病、动脉硬化、脑卒中等病的发生，是心血管疾病患者的良好食物。

食疗功效

草鱼有暖胃、平肝、祛风、活痹、降压、祛痰及轻度镇咳等功能，是温中补虚的养生食品。对于身体瘦弱、食欲不振的人来说，草鱼肉嫩而不腻，可以开胃、滋补身体。此外，草鱼对增强体质、延缓衰老有食疗作用。而且，多吃草鱼还可以预防乳腺癌。

选购保存

应购买鲜活的草鱼（将草鱼放在水中，游在

水底层，且鳃盖起伏均匀的为鲜活草鱼）。可将鲜活草鱼宰杀洗净后放入冰箱内保存。

对并发症的益处

草鱼肉中含有丰富的硒元素，经常食用有稳定血糖的功效，还可抗衰老、美容养颜，而且对肿瘤患者也有一定的食疗作用。

特别提示 女子在月经期间不宜食用草鱼。

☺ 最佳搭配

草鱼 ＋ 冬瓜 ＝ 可祛风、清热、平肝、降压

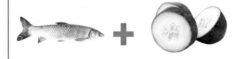

草鱼 ＋ 黑木耳 ＝ 能利尿降压、保护心脑血管

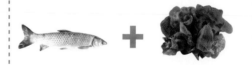

专家这样讲

草鱼食用宜忌

一般人均可食用，尤其适合虚劳、风虚头痛、肝阳上亢型高血压患者食用。冠心病、高脂血症、糖尿病、小儿发育不良、水肿、肺结核、产后乳少等患者均可常食草鱼。但女子在月经期不宜食用。

秘制香辣鱼

材料 草鱼1条，红尖椒块80克，盐、料酒、香油、老抽、豆瓣酱、豆豉、水淀粉、葱花、姜末、蒜末、芦笋段各适量。

做法

1. 将草鱼处理干净，切开成两半，加盐、料酒、水淀粉腌制15分钟，再放入沸水中氽2分钟，捞出控干水分。
2. 锅置火上，调入适量香油，将草鱼用小火煎至鱼身变硬变干，捞出控油，放入铺有芦笋段的盘内。
3. 锅内留少许油，然后放入红尖椒块、豆豉、豆瓣酱、姜蒜末煸香，再放入适量老抽翻炒均匀，倒在鱼上，撒上葱花即成。

功效解读 草鱼含有不饱和脂肪酸，常食对血液循环有利，且有增强免疫力的作用，高血压患者可常吃。

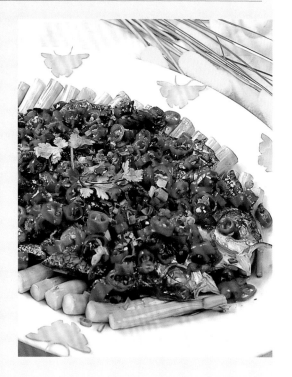

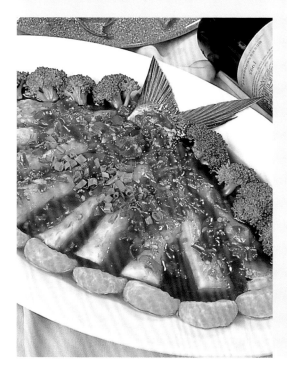

剁椒草鱼尾

材料 草鱼尾300克，西蓝花、橘瓣、红椒粒各适量，料酒、盐、葱花、面粉、油各适量。

做法

1. 草鱼尾处理干净，用盐、料酒腌制入味。
2. 面粉加水调匀，涂抹在鱼尾上，在盘中摆好，入笼蒸8分钟后取出。
3. 锅中加油烧热，将红椒粒、葱花炒香，起锅，淋在盘中鱼尾上，出菜前配上西蓝花、橘瓣即成。

功效解读 本品营养丰富，有滋补开胃、利于血液循环之功效，可有效降低血压、扩张血管、预防动脉硬化等症。本品尤其适合身体虚弱、风虚头痛、食欲不振的高血压患者食用。

海蜇

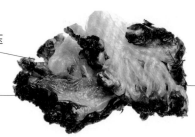

**扩张血管
降低血压**

● **降压关键词**
扩张血管，降低血压

● **性味**
性平，味咸

● **归经**
归肝、肾经

适用量： 每日40克左右。

> 海蜇含有一种类似于乙酰胆碱的物质，能扩张血管，减弱心肌收缩力，有效降低血压，常食还能预防多种心脑血管疾病。海蜇还具有清热解毒、化痰软坚、润肠消肿等功效。

食疗功效

海蜇具有清热解毒、化痰软坚、润肠消肿等功效，还能扩张血管、降低血压，同时也可预防肿瘤，抑制癌细胞的生长。海蜇还含碘，可治疗因缺碘而导致的地方性甲状腺肿大。

选购保存

优质海蜇皮应呈白色或浅黄色，有光泽，自然圆形，片大平整，无红衣、杂色、黑斑，肉质厚实均匀且有韧性，无腥臭味，口感松脆适口。将海蜇晾干之后放入冰箱冷冻保存。

对并发症的益处

海蜇中的甘露聚糖可防治动脉粥样硬化，海蜇中富含多种矿物质和微量元素，可有效降低血脂，常食能预防高血压、高脂血症。

特别提示 新鲜海蜇有毒，必须用盐、明矾腌制，浸渍去毒滤去水分，方可食用。

☺ 最佳搭配

海蜇 + 荸荠 = 生津润燥、降压降脂

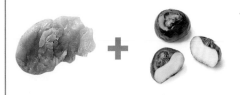

海蜇 + 豆腐 = 清热、降脂、改善气血不足

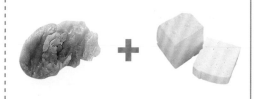

专家这样讲

海蜇食用宜忌

多痰、哮喘、头风、风湿性关节炎、高血压、溃疡等病症患者，烦热口渴、大便燥结、皮肤干燥，以及甲状腺肿瘤等患者，可经常食用海蜇。但肝性脑病、急性肝炎、肾衰竭、甲状腺功能亢进、慢性肠炎等患者不宜食用海蜇。

薏米黄瓜拌海蜇

材料 海蜇、黄瓜各200克，薏米50克，红椒1个，盐、味精各2克，香油20毫升，生姜10克。

做法

1. 将海蜇洗净，切丝；黄瓜洗净，切丝；薏米洗净，用开水泡发后捞出沥干；红椒、生姜均洗净、切丝。

2. 锅置火上，加水烧沸，下入海蜇丝稍焯后捞出，沥干水分备用；再将薏米放入锅中加适量清水煮熟，捞出备用。

3. 将海蜇、薏米和黄瓜装入碗内，再加入红椒、生姜和其余调味料拌匀即可。

功效解读 海蜇含有类似于乙酰胆碱的物质，能够扩张血管、降低血压；黄瓜含维生素P，有助于降低血液中胆固醇的含量，降低血压。

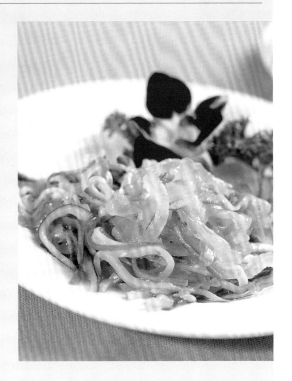

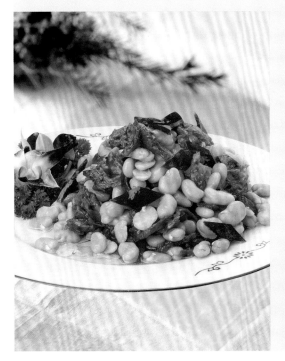

蚕豆拌海蜇头

材料 海蜇头200克，蚕豆100克，红椒10克，盐、味精各适量，醋8毫升，生抽10毫升。

做法

1. 蚕豆提前用清水浸泡待用；海蜇头洗净，切片；红椒洗净，切片。

2. 锅洗净，置于火上，注入适量清水烧沸，分别放入海蜇头、蚕豆、红椒焯熟，捞起沥干，放凉后装入盘中。

3. 加入盐、味精、醋、生抽拌匀即可。

功效解读 本品有降压消肿的功效。蚕豆不含胆固醇，热量低，且和海蜇头一样，含有丰富的蛋白质，十分适合高血压、高脂血症和心血管疾病患者食用。

海带

泄热利水
祛脂降压

● **降压关键词**
降低血压，扩张外周血管

● **性味**
性寒，味咸

● **归经**
归肝、胃、肾三经

适用量： 每日50克左右。

海带含钙量高，可降低人体对胆固醇的吸收，降低血压。海带还含有丰富的钾，钾有平衡钠摄入过多的作用，并有扩张外周血管的作用。因此，海带对防治高血压有很好的食疗作用。

🔍 食疗功效

海带能化痰、清热、降血压、防治夜盲症、维持甲状腺正常功能。海带还能预防乳腺癌。另外，海带没有热量，对预防肥胖症颇有益。

🔍 选购保存

质厚实、形状宽长、身干燥、色淡黑褐或深绿、边缘无碎裂或者黄化现象的，才是优质的海带。可将干海带剪成长段，洗净，再用淘米水浸泡，煮30分钟，放凉后切成条，分装在保鲜袋中放入冰箱里冷冻保存。

🔍 对并发症的益处

海带热量很低，常食对预防高血压、高脂血症以及肥胖症颇为有益，对糖尿病患者也大有益处。此外，海带含碘，常食可预防甲状腺肿大。**特别提示** 海带性寒，含碘较高，孕妇、甲状腺功能亢进患者不宜食用。

☺ 最佳搭配

海带 + 黑木耳 = 可排毒素、降血压、保护血管

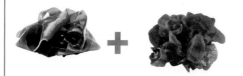

海带 + 冬瓜 = 可降低血压、降低血脂

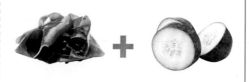

专家这样讲

海带食用宜忌

海带的营养价值很高，对很多病症都有很好的食疗作用，甲状腺肿大、高血压、冠心病、动脉粥样硬化、急性肾衰竭、水肿等患者皆可经常食用海带，但是由于其性寒，含碘较高，孕妇、甲状腺功能亢进患者不宜食用。

海带鸡爪煲猪骨

材料 海带300克，鸡爪200克，猪骨、花雕酒、盐各适量。

做法

1. 将海带放入水中浸泡，捞出后洗净，切成大片。

2. 鸡爪洗净，对半斩开；猪骨洗净，斩件备用；将鸡爪和猪骨一起加入沸水中汆去血水备用。

3. 锅置火上，注水，将猪骨、鸡爪、海带、花雕酒一起放入锅中，大火烧开后转小火煲40分钟，加盐调味即可。

功效解读 猪骨和海带含钙量都高，钙可降低人体对胆固醇的吸收，从而有效降低血压，还可预防骨质疏松症。海带还含有丰富的钾，钾有平衡钠摄入过多的作用，并有扩张外周血管的作用。

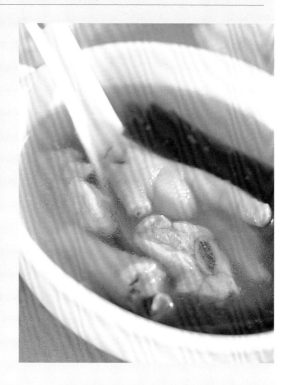

白菜海带豆腐汤

材料 白菜200克，海带结80克，豆腐55克，高汤、盐、味精、香菜各适量。

做法

1. 白菜洗净，撕成小块；海带结洗净；豆腐洗净，切块备用。

2. 锅置火上，加入高汤，将白菜、豆腐、海带结一起放入锅中煲至熟，调入盐、味精，撒入香菜即可。

功效解读 白菜不仅含有多种维生素，还含有可降低胆固醇的果胶；海带中含有钾和镁两种降压元素；豆腐不含胆固醇，含优质蛋白及丰富的大豆卵磷脂，有益于神经、血管、大脑的生长发育，在健脑的同时，所含的豆甾醇还可抑制胆固醇的摄入。本品对高血压、高脂血症等患者都有良好的食疗作用。

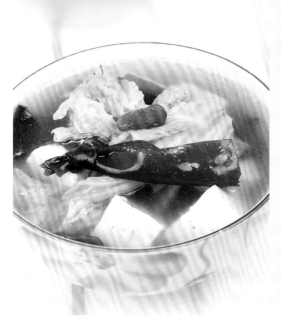

牛肉

补中益气
化痰息风

适用量： 每日80克左右。

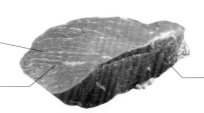

● 降压关键词
富含多种氨基酸，
对高血压患者有益

● 性味
性平，味甘

● 归经
归脾、胃经

牛肉中蛋白质所含的氨基酸组成比猪肉更接近人体需要，能提高机体抗病能力，且脂肪和胆固醇含量比猪肉低。因此，高血压患者适量食用牛肉有益健康。

🔍 **食疗功效**

牛肉具有补脾胃、益气血、强筋骨的功效，对虚损羸瘦、消渴、脾弱不运、水肿、腰膝酸软、久病体虚、面色萎黄、头晕目眩、营养不良等病症有食疗作用。

🔍 **选购保存**

新鲜牛肉有光泽，红色均匀，脂肪洁白或呈淡黄色，外表微干或有风干膜，不黏手，弹性好。如不慎买到老牛肉，需冷藏两天，肉质可稍变嫩。

🔍 **对并发症的益处**

牛肉中富含蛋白质以及多种特殊的成分，如肌醇、黄嘌呤、次黄质、牛磺酸、氨基酸等，且所含的脂肪和热量很低，常食对糖尿病、高脂血症患者大有益处。

特别提示 炒牛肉片前，用啤酒将面粉调稀，淋在牛肉片上，拌匀后腌30分钟，可增加牛肉的鲜嫩程度。

☺ **最佳搭配**

牛肉 + 芹菜 = 降低血压、保护血管壁

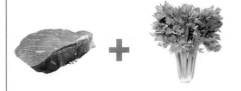

牛肉 + 白萝卜 = 可补五脏、益气活血

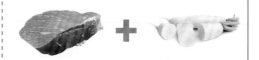

专家这样讲

牛肉食用宜忌

一般人皆可食用牛肉，尤其是高血压、冠心病、血管硬化和糖尿病患者，老年人、儿童、身体虚弱者可经常食用。但内热者、肝病及肾病患者需慎食。牛肉为"发物"，湿疹、疥疮等皮肤病患者不宜食用。

山楂牛肉盅

材料 菠萝20克，牛肉80克，竹笋、胡萝卜各10克，甜椒、山楂、洋菇各5克，甘草2克，番茄酱5克，淀粉、油各适量。

做法

1. 菠萝对切，挖出果肉；将菠萝肉榨汁后入锅，加入番茄酱，煮成酸甜汁。

2. 山楂、甘草洗净，加1杯水小火熬煮30分钟，取汤汁备用；甜椒、洋菇洗净切小块备用；胡萝卜、竹笋削皮洗净，切小块；牛肉洗净，切小块，裹上淀粉后入油锅炸熟，加入酸甜汁搅匀备用。

3. 另起油锅，加入所有食材拌炒，倒入酸甜汁、山楂甘草汤汁拌匀，盛菠萝盅内。

功效解读 本品营养丰富，含有蛋白质、维生素、钙、镁等有益于心脑血管的营养物质，对调治心脑血管疾病很有益处。

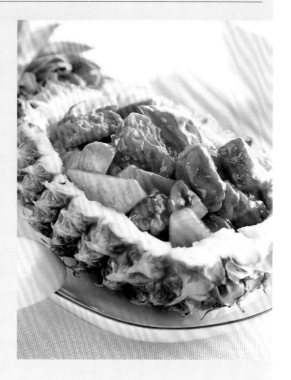

红糟牛肉煲

材料 牛肉片80克，胡萝卜片、芹菜片各10克，食用油适量，红糟、红糖各5克，姜末10克。

做法

1. 胡萝卜片、芹菜片放入沸水中汆烫，然后取出备用。

2. 锅置火上烧热，倒入食用油，先放入姜末爆香，再倒入红糟、红糖炒香。

3. 放入牛肉片炒至变色后，加少量水，转小火煮至收汁，搭配胡萝卜片、芹菜片即可食用。

功效解读 本品中的红糟、胡萝卜、芹菜都具有降低胆固醇、降血压、降血糖及防癌等功效，配合牛肉食用，营养美味又降压。

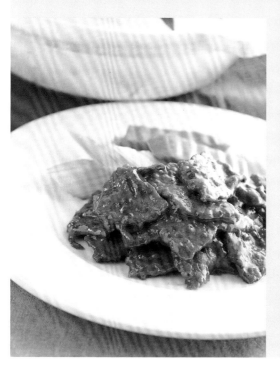

鹌鹑

**消肿利水
补中益气**

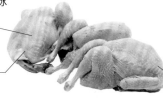

- **降压关键词**
防治高血压及动脉
硬化

- **性味**
性平，味甘

- **归经**
归大肠、脾、肺、肾经

适用量： 每日60克左右。

鹌鹑是典型的高蛋白、低脂肪、低胆固醇食物，且鹌鹑肉中含有维生素P等成分，常食有防治高血压及动脉硬化之功效，同时还能有效降低血脂，也适合高脂血症患者食用。

食疗功效

鹌鹑是典型的高蛋白、低脂肪、低胆固醇食物，含有多种无机盐、卵磷脂和多种人体必需的氨基酸，可以补五脏、益精血、温肾助阳，具有补身健体的作用。

选购保存

皮肉光滑、嘴柔软的是嫩鹌鹑，品质较好；鹌鹑皮起皱、嘴坚硬的是老鹌鹑，品质较差。鹌鹑宜冷冻储存，这样保鲜时间更长。

对并发症的益处

鹌鹑肉是典型的高蛋白、低脂肪、低胆固醇食物，含有多种无机盐、卵磷脂和人体必需的氨基酸，可有效降低血糖、血脂，防治高血压、高脂血症及糖尿病。

特别提示 鹌鹑肉可与人参相媲美，被誉为"动物人参"。鹌鹑肉质鲜嫩，口感极好。

☺ 最佳搭配

鹌鹑 + 天麻 = 降低血压、预防脑卒中

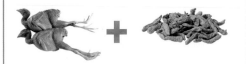

鹌鹑 + 桂圆 = 补肝益肾、养心和胃

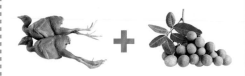

专家这样讲

鹌鹑食用宜忌

高血压、血管硬化、肥胖症、小儿疳积、肾炎水肿、胃病、神经衰弱和支气管哮喘等患者，以及营养不良、体虚乏力、贫血头晕者可以食用。但重症肝炎晚期、肝功能极度低下、感冒患者忌食。

香菇鹌鹑

材料 鹌鹑2只，香菇50克，罗汉笋、盐、白糖、酱油、米酒、葱花、姜片、油各适量。

做法

1. 鹌鹑收拾干净，切成块；罗汉笋洗净，切成条；香菇洗净，切成片。
2. 起油锅，投入鹌鹑炒至变色。
3. 加入米酒、葱花、姜片、酱油、盐，加适量水，加盖焖烧，再放入香菇、罗汉笋、白糖，烧至入味即可。

功效解读 高血压、糖尿病、高脂血症、肥胖症等患者皆可食用鹌鹑。香菇和罗汉笋都具有良好的降血压、保护心脏的作用，同时还能预防便秘。本品可以益气补虚、补益五脏，同时能补肾助阳，对肾虚患者也大有益处。

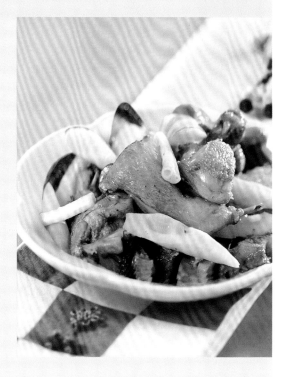

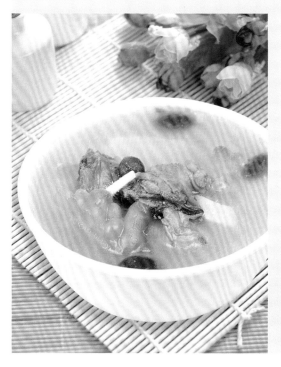

苦瓜煲鹌鹑

材料 鹌鹑250克，苦瓜75克，枸杞、姜片各3克，清汤适量，盐少许。

做法

1. 将鹌鹑收拾干净，斩块，氽水；苦瓜洗净，去籽，切块；枸杞洗净备用。
2. 净锅上火倒入适量清汤，调入盐、姜片，一同下入鹌鹑、苦瓜、枸杞，将其煲至熟即可食用。

功效解读 鹌鹑中含维生素P等营养物质，常食可防治高血压和动脉硬化等症。苦瓜中维生素C的含量在瓜类中首屈一指，对保持血管弹性、维持正常生理功能，以及防治高血压、脑卒中、冠心病等疾病有积极作用。枸杞可降压降脂。因此，常食本品对高血压患者有很好的食疗作用。

牛奶

润燥益肺
调节心脏

适用量： 每日200毫升。

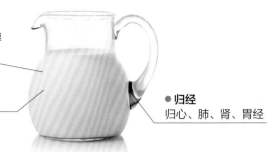

● **降压关键词**
减少血液中的胆固醇含量

● **性味**
性平，味甘

● **归经**
归心、肺、肾、胃经

牛奶中富含钙、镁等元素，对心脏活动具有重要的调节作用，能很好地保护心血管系统，减少血液中的胆固醇含量，可预防动脉硬化及心肌梗死。

🔍 食疗功效

牛奶具有补肺养胃、生津润肠的功效，喝牛奶能促进睡眠。牛奶中的碘、锌、钙及卵磷脂能大大提高大脑的工作效率。牛奶还能润泽肌肤，常饮能使皮肤白皙光滑，富有弹性。

🔍 选购保存

新鲜牛奶应有鲜美的乳香味，以乳白色、无杂质、质地均匀者为佳。牛奶买回来后应尽快放入冰箱冷藏，以低于 7℃为宜。

🔍 对并发症的益处

牛奶中富含钙、镁等矿物质，能有效控制血糖上升，增强心脏和神经系统的耐劳性，从而预防糖尿病及心脑血管疾病，同时还能强健骨骼，有效防治骨质疏松症。

特别提示 袋装牛奶不要加热饮用，高温加热破坏牛奶中的营养成分。

☺ 最佳搭配

牛奶 + 木瓜 = 可降糖降压、美白养颜

牛奶 + 火龙果 = 可清热解毒、润肠通便

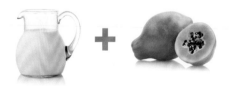

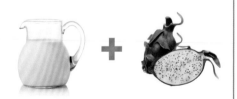

专家这样讲

牛奶食用宜忌

一般人皆可食用牛奶，消化道溃疡、病后体虚、黄疸、大便秘结、气血不足等患者尤其适合食用，高脂血症、高血压、糖尿病、肥胖症，以及心脑血管疾病的患者宜食用脱脂牛奶。肝硬化、泌尿系统结石、肾衰竭等患者不宜食用牛奶。

牛奶黑米汁

材料 黑米100克，脱脂牛奶200毫升，白糖适量。

做法

1. 黑米淘洗干净，泡软。
2. 将泡软的黑米放入豆浆机中，添水搅打，煮熟成汁。
3. 滤出黑米汁，加入脱脂牛奶和白糖，搅拌均匀即可。

功效解读 牛奶富含镁元素和钙元素，能保护心血管系统，还可降低血液中的胆固醇含量，对高血压、高脂血症以及动脉硬化患者都大有好处。此外，黑米具有滋阴补肾、益气养血、降低血压的功效，常食可增强高血压患者的体质。

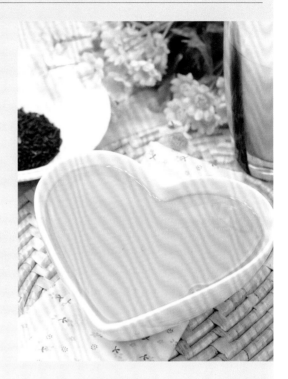

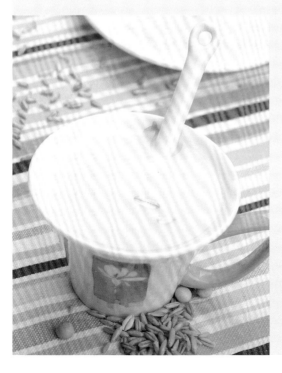

燕麦煮牛奶

材料 脱脂牛奶200毫升，燕麦40克，黄豆30克，白糖适量。

做法

1. 将黄豆洗净，用清水泡至发软；燕麦淘洗干净。
2. 将黄豆、燕麦放入豆浆机中，加适量水搅打成浆，烧沸后加入脱脂牛奶。
3. 调入适量白糖即可。

功效解读 牛奶具有良好的降压补虚作用。黄豆富含不饱和脂肪酸和大豆磷脂，能保持血管弹性，防止血管硬化。燕麦中富含亚油酸和人体必需的8种氨基酸，对动脉硬化、冠心病、糖尿病以及脂肪肝等患者有一定的食疗作用。

酸奶

补虚开胃
润肠降脂

● **降压关键词**
降低胆固醇和血压

● **性味**
性平，味酸、甘

● **归经**
归肾、大肠经

适用量： 每日150毫升。

酸奶能抑制肠道腐败菌的生长，还含有可抑制体内合成胆固醇还原酶的活性物质，可降低胆固醇和血压，有效防治高血压、动脉硬化、冠心病及癌症。

🔍 食疗功效

酸奶具有生津止渴、补虚开胃、润肠通便、降血脂等功效，能调节机体内微生物的平衡。经常喝酸奶可以防治癌症和贫血，并可以改善牛皮癣和缓解儿童营养不良。

🔍 选购保存

以乳白色或稍带淡黄色、色泽均匀、凝块稠密，均匀细腻、无气泡、有发酵后的乳香和清香纯净的乳酸味者为佳。

🔍 对并发症的益处

酸奶中的"牛奶因子"，有降低人体血清胆固醇的作用，能有效防治糖尿病、高脂血症，预防动脉硬化。酸奶中还含有丰富的钙，可防治糖尿病、骨质疏松症。

特别提示 泌尿结石、重症肝炎及肝性脑病、糖尿病酮症酸中毒患者不宜食用酸奶。

☺ 最佳搭配

酸奶+猕猴桃＝可以促进肠道健康

 +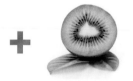

酸奶 + 苹果 ＝ 开胃消食，补充维生素

 +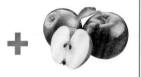

专家这样讲

酸奶食用宜忌

酸奶的营养价值很高，对很多病症都有很好的食疗作用，一般人皆可食用酸奶，尤其适合身体虚弱、气血不足、肠燥便秘以及高胆固醇血症、消化道癌症等患者食用。但泌尿结石、重症肝炎、肝性脑病、糖尿病酮症酸中毒患者不宜食用。

山药苹果酸奶

材料 新鲜山药、苹果各200克，酸奶150毫升，冰糖少许。

做法

1. 将山药削皮，用清水洗净，切成块备用。
2. 苹果洗净，去皮，切成块。
3. 将准备好的材料放入搅拌机内，倒入酸奶、冰糖搅打即可。

功效解读 酸奶可抑制体内胆固醇还原酶，从而降低人体内胆固醇水平，可以预防动脉硬化、冠心病等疾病。山药和苹果均可补气健脾胃、涩肠止泻，并且能降低血压和血糖，对脾虚腹泻的高血压患者有较好的食疗作用。

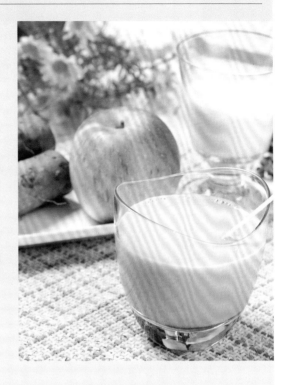

第二章 细数60种超级降压食材

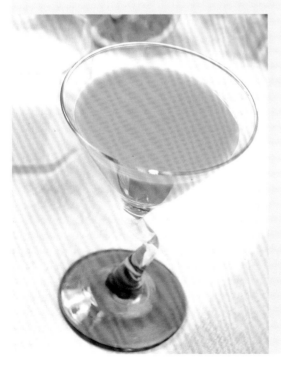

番茄胡柚酸奶

材料 番茄200克，酸奶240毫升，胡柚1个，柠檬半个，冰糖10克。

做法

1. 将番茄洗净，去皮，切块。
2. 将胡柚去皮，剥掉内膜，切成块，备用；将柠檬洗净，切片。
3. 将番茄、胡柚、柠檬、酸奶倒入搅拌机内搅打2分钟后调入冰糖即可。

功效解读 番茄中的番茄红素是一种脂溶性生物类黄酮，具有类似于胡萝卜素的强力抗氧化作用，可清除自由基，防止低密度脂蛋白受到氧化，还能降低血浆胆固醇浓度，从而有效降低血压。经常饮用本品，有防治高血压和动脉硬化的作用，并能增强食欲、促进消化。

芹菜

清肠利便
降低血压

● **降压关键词**
能对抗肾上腺素的升
压作用

● **性味**
性凉，味甘、辛

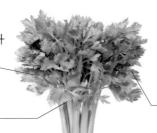

● **归经**
归肺、胃经

适用量： 每日100克左右。

芹菜含维生素P，可以增强血管壁的弹性、韧度和致密性，降低毛细血管通透性，对抗肾上腺素的升压作用，降低血压、血脂。

食疗功效

芹菜具有清热除烦、平肝、利水消肿、凉血止血的作用，而且芹菜含铁量较高，也是缺铁性贫血患者的良蔬。

选购保存

要选择色泽鲜绿、叶柄厚、茎部稍呈圆形、内侧微向内凹的芹菜。贮存时用保鲜膜将茎叶包严，根部朝下，竖直放入水中，水没过芹菜根部5厘米，可保持芹菜一周内不老不蔫。

对并发症的益处

芹菜中含有丰富的膳食纤维，能防止餐后血糖上升过快，还能促进胃肠蠕动，预防便秘。芹菜中所含的芹菜碱和甘露醇等成分有降低血糖、血脂的作用，可预防高血压、糖尿病、高脂血症。

特别提示 芹菜分为水芹和旱芹两种，药用以旱芹为佳。

☺ 最佳搭配

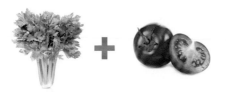

芹菜 + 番茄 = 可以有效降低血压

芹菜 + 牛肉 = 可以增强人体免疫力

专家这样讲

芹菜食用宜忌

高血压患者、动脉硬化患者、缺铁性贫血患者及经期妇女可经常食用芹菜；但脾胃虚寒者、肠滑不固者、血压偏低者应慎食。芹菜叶中所含的胡萝卜素和维生素C比较多，因此食用时不要把嫩叶扔掉。

芹菜拌百合

材料 芹菜250克，百合100克，盐3克，红椒30克，香油20毫升。

做法

1. 将芹菜洗净，斜切成块；百合洗净；红椒洗净，切块。
2. 锅洗净，置于火上，加水烧开，放入切好的芹菜、百合、红椒，汆水至熟，捞出沥干水分，装盘待用。
3. 加入香油和盐搅拌均匀即可食用。

功效解读 芹菜含有丰富的维生素P，可以增强血管壁的弹性、韧度和致密性，降低血压、血脂，可有效预防冠心病、动脉硬化等疾病。百合具有滋阴、降压、养心安神的功效，可改善高血压患者的睡眠状况。

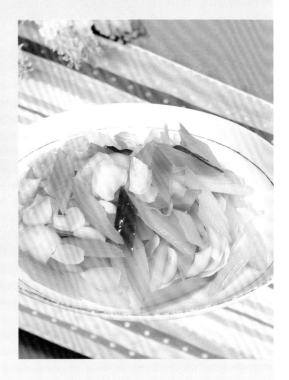

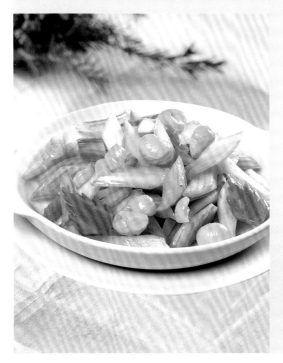

板栗炒芹菜

材料 芹菜400克，板栗100克，胡萝卜50克，盐、鸡精各2克，油适量。

做法

1. 将芹菜用清水洗净，切段备用；板栗去壳，用清水冲洗干净，然后放入沸水锅中汆水，捞出沥干备用；胡萝卜用清水洗净，切片备用。
2. 炒锅洗净，置于火上，加油烧热，倒入芹菜翻炒，再加入板栗和胡萝卜片一起炒匀，至熟。
3. 加适量盐和鸡精调味，起锅装盘即可。

功效解读 本品含有多种有益于心血管的营养素，芹菜含有丰富的维生素P，可以增强血管壁的弹性、韧度和致密性，降低血压、血脂，可有效预防冠心病、动脉硬化等疾病。

洋葱

保护血管 帮助消化

适用量： 每日50克左右。

● **降压关键词**
促进钠盐的排泄，使血压下降

● **性味**
性温，味甘、微辛

● **归经**
归肝、脾、胃经

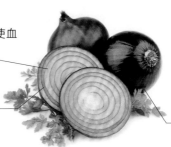

洋葱富含钾、钙等元素，能减少外周血管和心脏冠状动脉的阻力，具有对抗人体内儿茶酚胺等升压物质的作用，促进钠盐的排泄，从而使血压下降。

🔍 食疗功效

洋葱具有散寒、健胃、发汗、祛痰、杀菌、降血脂、降血压、降血糖、抗癌之功效，常食洋葱可以降低血管脆性，保护人体动脉血管，还能防治流行性感冒。

🔍 选购保存

要挑选球体完整、没有裂开或损伤、表皮完整光滑的洋葱。应将洋葱放入网袋中，悬挂在室内阴凉通风处，或者放在有透气孔的专用陶瓷罐中。

🔍 对并发症的益处

洋葱中含有一种有机物，能在人体内生成有强力利尿作用的皮苦素，起到良好的降糖效果。洋葱的挥发油中还含有降低胆固醇的物质，能预防高脂血症以及心血管疾病。

特别提示 切洋葱前把菜刀放入盐水里浸泡一会儿，再切洋葱就不会刺激眼睛了。

☺ 最佳搭配

洋葱 + 红酒 = 降低血压、降低血糖

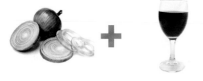

洋葱 + 鸡肉 = 可以延缓人体衰老

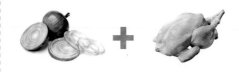

专家这样讲

洋葱食用宜忌

高血压、高脂血症、动脉硬化、糖尿病、癌症、肠炎等患者以及消化不良、食欲不振和胃酸不足者可经常食用洋葱。但皮肤瘙痒性疾病、眼疾以及胃病患者和热病患者不宜食用洋葱。另外，洋葱一次不可食用过多，以免发生胀气和排气过多。

洋葱炒芦笋

材料 洋葱150克，芦笋200克，盐3克，味精少许，油适量。

做法

1. 芦笋洗净，切段；洋葱洗净，切成片。

2. 锅中加适量水烧开，下入芦笋段稍焯后捞出沥水。

3. 锅入油烧热，下入洋葱片炒香，再下入芦笋段稍炒，加入盐和味精炒匀即可。

功效解读 洋葱富含钾、钙等元素，能减少外周血管和心脏冠状动脉的阻力并降低血压，是高脂血症、高血压患者的佳蔬良药。芦笋含有钙、钾、铁等人体必需的矿物质，对冠心病、高血压、心律不齐以及肥胖症都有很好的食疗效果，故本品非常适合高血压患者食用。

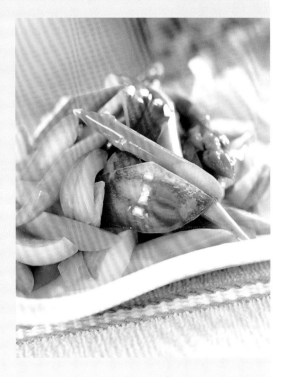

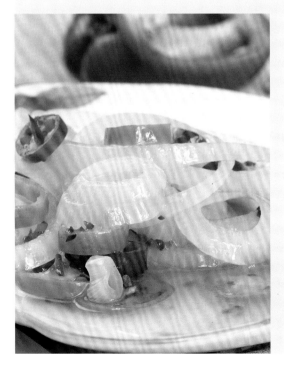

青椒炒洋葱

材料 洋葱、青辣椒、红辣椒各1个，醋10毫升，盐3克，胡椒粉、味精、白糖、水淀粉、油各适量。

做法

1. 洋葱剥去老皮，用清水洗净后切成圈备用；青辣椒、红辣椒分别用清水洗净，切成圈备用。

2. 锅置火上，入油烧热，放入青辣椒圈、红辣椒圈煸炒，再放入洋葱圈煸炒。

3. 炒至五成熟时加入调料调味，用水淀粉勾一层薄芡即可出锅。

功效解读 洋葱能减少外周血管和心脏冠状动脉的阻力，促进钠盐的排泄，从而使血压下降。辣椒具有开胃消食、温胃散寒的功效，适合阳虚以及脾胃虚寒的高血压患者食用，肝火旺盛的高血压患者要慎食。

胡萝卜

降压强心
抗炎抗病

适用量： 每日50~100克。

- **降压关键词**
  降压、强心、降糖
- **性味**
  性平，味甘、涩
- **归经**
  归心、肺、脾、胃经

胡萝卜含有琥珀酸钾盐等成分，有降低血压的作用。其中富含的槲皮素、山萘酚能有效改善微血管循环，降低血脂，增加冠状动脉流量，有降压、强心、降血糖等作用，适合高血压患者食用。

食疗功效

胡萝卜具有健脾和胃、补肝明目、清热解毒、降低血压、透疹、降气止咳等功效，对肠胃不适、便秘、夜盲症、性功能低下、麻疹、百日咳、小儿营养不良、高血压等症有食疗作用。

选购保存

以根粗大、心细小、质地脆嫩、外形完整、表面有光泽、感觉沉重者为佳。宜将胡萝卜加热，放凉后用容器保存，冷藏可保鲜5天。

对并发症的益处

胡萝卜中含丰富的维生素A，维生素A构成视网膜的感光物质——视色素，缺乏胡萝卜素，会导致视力降低，因此胡萝卜适合由高血压引起的视网膜疾病患者食用。

特别提示 胡萝卜有降糖作用，也适合糖尿病患者食用。

☺ 最佳搭配

胡萝卜 + 香菜 = 开胃消食、健脾养胃

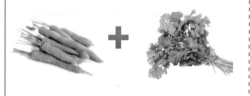

胡萝卜 + 绿豆芽 = 排毒瘦身、降压降糖

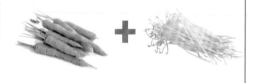

专家这样讲

胡萝卜食用宜忌

癌症、高血压、夜盲症、营养不良、食欲不振、皮肤粗糙者可常食胡萝卜，但脾胃虚寒者应慎食。由于胡萝卜素和维生素A是脂溶性物质，所以将胡萝卜用油炒熟或和肉类一起炖煮后再食，有利于营养吸收。

葱香胡萝卜丝

材料 胡萝卜500克，葱丝、姜丝、料酒、盐、味精、油各适量。

做法

1. 将胡萝卜洗净，去根，切成细丝。
2. 锅置火上，倒入油，用中火烧至五六成热时放入葱丝、姜丝炝锅，烹入料酒，倒入胡萝卜丝煸炒，加入盐，添少许清水稍焖一会儿。
3. 待胡萝卜丝熟后用味精调味，翻炒均匀，盛入盘中即成。

功效解读 本品可开胃消食、清肝明目，还能促进胃肠蠕动，预防便秘。胡萝卜含有琥珀酸钾等成分，并且还含有丰富的维生素C，能够降低血压，增强机体免疫功能。

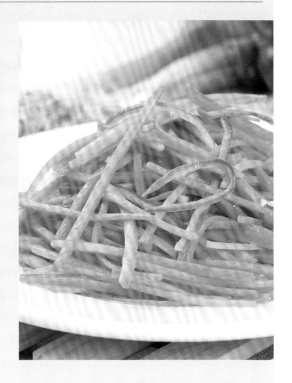

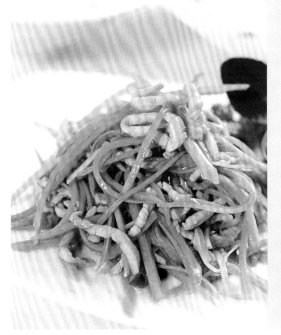

胡萝卜炒肉丝

材料 胡萝卜、猪肉各300克，料酒10毫升，酱油5毫升，葱花、姜末各5克，盐、味精各3克，白糖适量。

做法

1. 胡萝卜洗净，切丝；猪肉洗净，切丝。
2. 锅烧热，下肉丝炒香，再调入料酒、酱油、白糖，加入葱花和姜末，炒至肉熟。
3. 加入胡萝卜丝炒至入味，加适量盐和味精调味，起锅装盘即可。

功效解读 胡萝卜有降低血压、改善微血管循环、降低血脂和血糖的作用；猪肉入脾、胃、肾经，有补虚强身、滋阴润燥的功效，还可改善缺铁性贫血，对于高血压患者的消渴羸瘦、肾虚体弱、阴虚阳亢等症有疗效。

番茄

**减肥瘦身
生津止渴**

● **降压关键词**
降低血浆胆固醇浓
度，降低血压

● **性味**
性凉，味甘、酸

● **归经**
归肺、肝、胃经

适用量： 每日100克左右为宜。

番茄中的番茄红素具有类似胡萝卜素的强力抗氧化作用，可清除自由基，防止低密度脂蛋白受到氧化，还能降低血浆胆固醇浓度，从而有效降低血压。

🔍 **食疗功效**

番茄具有止血、降压、利尿、健胃消食、生津止渴、清热解毒、凉血平肝的功效，可以预防反复宫颈癌、膀胱癌、胰腺癌等疾病。番茄还能美容和治愈口疮。

🔍 **选购保存**

选购番茄以个大、饱满、色红成熟、紧实者为佳，常温下置通风处能保存3天左右，放入冰箱冷藏可保存5～7天。

🔍 **对并发症的益处**

番茄中富含番茄碱、谷胱甘肽、番茄红素、葫芦巴碱等成分，能有效降低血糖，而且番茄所含的脂肪、糖分、热量都很低，适合高血压、糖尿病患者及肥胖者食用。

特别提示 不能吃未成熟的番茄，因为青色的番茄含有大量的有毒番茄碱，食用后会出现恶心、呕吐、全身乏力等中毒症状。

☺ **最佳搭配**

番茄 + 芹菜 = 可有效降压、健胃消食

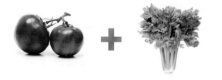

番茄 + 蜂蜜 = 可以养血、美容养颜

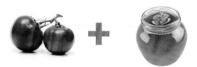

专家这样讲

番茄食用宜忌

番茄对很多病症都有很好的食疗作用，发热、口渴、食欲不振、牙龈出血、贫血、头晕、心悸、高血压、急慢性肝炎、急慢性肾炎、夜盲症和近视眼患者可经常食用番茄。但急性肠炎、菌痢患者及溃疡活动期患者不宜食用。

番茄烧豆腐

材料 嫩豆腐100克，番茄150克，葱段10克，盐2克，胡椒粉、味精各1克，淀粉15克，白糖3克，香油、鲜汤、油各适量。

做法

1. 豆腐洗净，切厚块，过水后沥干备用；番茄洗净，切块。
2. 油锅烧热，放入番茄块翻炒，然后加入适量的盐、白糖翻炒，将番茄盛起。
3. 原锅内倒入鲜汤、白糖、盐和胡椒粉一起拌匀，然后将豆腐块倒入锅中烧沸，用淀粉勾芡，加入炒好的番茄，用大火略收汤汁，最后撒上味精、葱段，淋上香油即可。

功效解读 本品中番茄、豆腐均有降低血液中胆固醇含量的功效，可有效预防高脂血症，控制心血管疾病的发展。

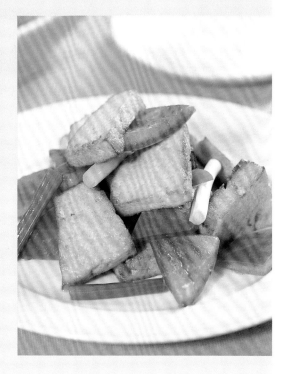

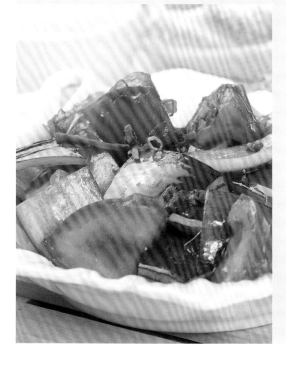

洋葱炒番茄

材料 洋葱100克，番茄200克，番茄酱、盐、醋、白糖、鸡精、水淀粉、油、葱花各适量。

做法

1. 洋葱、番茄分别洗净，切块。
2. 锅加油烧热，放入洋葱块、番茄块炸一下，捞出。锅留底油，放入番茄酱，炒变色后加水、盐、白糖、醋调成汤汁。
3. 待汤沸后放入炸好的洋葱、番茄，翻炒片刻，用水淀粉勾芡，加适量盐和鸡精调味，起锅装盘，撒上葱花即可。

功效解读 洋葱具有降低血压的作用，番茄具有降低血液中胆固醇含量、保护心脑血管的作用，故本品十分适合高血压、高脂血症等患者食用。本品还有发汗、杀菌、美容、润肠的作用，常食可增强免疫力。

茼蒿

健胃利肠
养心安神

适用量： 每日40～60克。

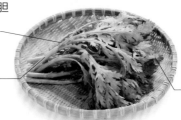

- **降压关键词**
  降压、补脑、降低胆固醇
- **性味**
  性温，味甘、涩
- **归经**
  归肝、肾经

茼蒿含有一种挥发性的精油，以及胆碱等物质，具有降血压、补脑的作用。它还含有丰富的粗纤维，能够促进消化、润肠通便、降低胆固醇，对高血压患者大有好处。

食疗功效

茼蒿具有平肝补肾、宽中理气的作用，对失眠多梦、心悸、痰多咳嗽、腹泻、腹痛寒疝等症有食疗作用。茼蒿中富含铁、钙等营养素，可以提高机体的造血功能，增强骨骼的坚硬性，这对预防老年人贫血和骨折有好处。

选购保存

茼蒿以水嫩、颜色深绿色者为佳；不宜选择

叶子发黄、叶尖枯萎乃至发黑收缩的茼蒿，茎或切口变成褐色表明放的时间太久了。保存时宜放入冰箱冷藏。

对并发症的益处

茼蒿含有丰富的胡萝卜素，可对抗人体内的自由基，有降血糖、降血压的作用。

特别提示 茼蒿的根、茎、叶、花都可作药材使用，有清血、养心、降压、清痰的功效。

☺ 最佳搭配

茼蒿 + 蜂蜜 = 可以润肺止咳

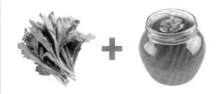

茼蒿 + 粳米 = 可以健脾、养胃

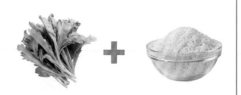

专家这样讲

茼蒿食用宜忌

茼蒿的营养价值很高，对很多病症都有很好的食疗功效，适合烦热头晕、睡眠不安之人食用。有高血压、头昏脑涨、大便干结、记忆力减退、贫血等症状者均可经常食用。此外，茼蒿做汤或者凉拌对肠胃功能不好的人有利。但胃虚腹泻者不宜食用。

蒜蓉茼蒿

材料 茼蒿400克，大蒜20克，盐3克，味精2克，油适量。

做法

1. 大蒜去皮，洗净剁成细末；茼蒿去掉黄叶后洗净。
2. 锅中加水，烧沸，将茼蒿稍焯，捞出。
3. 锅中加油，炒香蒜蓉，下入茼蒿，调入盐、味精，翻炒匀即可。

功效解读 茼蒿中含有一种挥发性的精油以及胆碱等物质，具有降血压、防治心脑血管疾病的作用。大蒜可保持体内某种酶的适当数量，从而预防高血压，是天然的降压食物，可防止血栓形成，减少心脑血管栓塞。此外，大蒜还可杀菌解毒，常食能增强体质、提高免疫力。

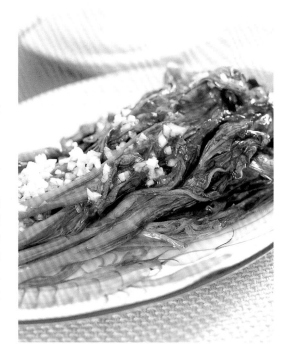

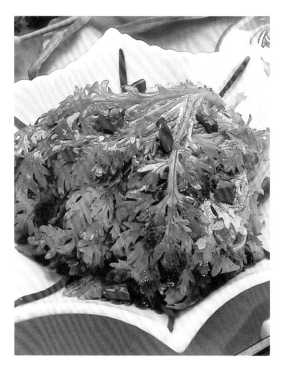

香拌茼蒿

材料 茼蒿300克，干红椒20克，盐、味精各3克，香油10毫升，食用油适量。

做法

1. 干红椒洗净，切段，入油锅稍炸后取出；将茼蒿洗净，入沸水中焯水后捞出，沥干水分。
2. 将茼蒿与干红椒段同拌，调入盐、味精拌匀。
3. 起锅装盘，淋入香油即可。

功效解读 茼蒿中含有一种挥发性精油以及胆碱等物质，可降低血压，还含有对心血管有益的钾、钠、钙元素，常食本品对高血压、神经衰弱以及阿尔茨海默病患者大有益处。

菠菜

通便清热
养血降压

适用量： 每日80克左右。

- **降压关键词**
  钾含量丰富，可有
  效降低血压

- **性味**
  性凉，味甘、辛

- **归经**
  归大肠、胃经

每100克菠菜含钾500毫克，菠菜可清除人体内多余的钠盐成分，降低血压，适合高血压患者食用。菠菜还含有丰富的维生素C与钙，对老年性高血压患者大有益处。

食疗功效

菠菜有养血止血、敛阴润燥、促进肠道蠕动的功效，对于痔疮、慢性胰腺炎、便秘、肛裂等病症有食疗作用。此外，菠菜还能促进生长发育，增强抗病能力，促进人体新陈代谢，延缓衰老。

选购保存

选菠菜时，要以叶色较青、新鲜、无虫害者为宜。如果温度在0℃以上，可在菜叶上套上塑料袋，不扎口，根朝下戳在地上即可。

对并发症的益处

菠菜含丰富的膳食纤维，能清除胃肠道内的有害毒素，加速胃肠蠕动，帮助消化，预防便秘。菠菜中还含有一种类似胰岛素的物质，能够调节血糖，保持体内血糖的平衡。

特别提示 菠菜宜焯水后再进行烹调，可降低草酸的含量，从而防止草酸与钙结合形成草酸钙，引发尿路结石。

☺ 最佳搭配

| 菠菜 + 胡萝卜 = 可降低血压、保护血管壁 | 菠菜 + 鸡蛋 = 可预防贫血及营养不良 |

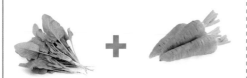 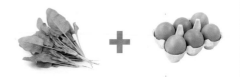

专家这样讲

菠菜食用宜忌

高血压患者、便秘者、贫血者、坏血病患者、糖尿病患者及皮肤粗糙者都可经常食用菠菜。但肾炎、肾结石、脾虚便溏者均不宜食用。此外，菠菜含草酸较多，故吃菠菜时宜先用沸水烫软，捞出再炒。

菠菜豆腐卷

材料 菠菜500克，豆腐皮150克，甜椒适量，盐、味精各2克，酱油8毫升。

做法

1. 菠菜洗净，去须根；甜椒洗净，切丝；豆腐皮洗净备用。

2. 将豆腐皮、甜椒丝和菠菜放入开水中稍烫，捞出，沥干水分；菠菜切碎，加盐、味精、酱油搅拌均匀。

3. 将腌好的菠菜放在豆腐皮上，卷起来，均匀切段，放上甜椒丝即可。

功效解读 菠菜最大的特点是含钾量很高，每100克菠菜含钾500毫克，可有效降低血压。而豆腐皮有降低血中胆固醇的作用，因此本品十分适合高血压、高脂血症患者食用，还可有效预防心脑血管疾病的发生。

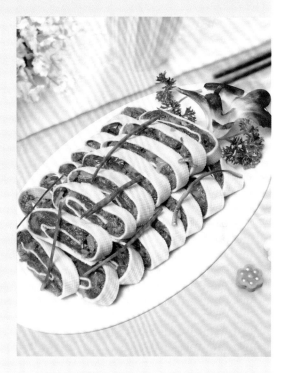

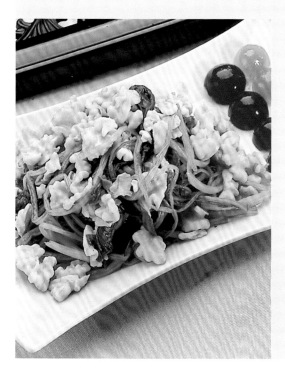

菠菜拌核桃仁

材料 菠菜400克，核桃150克，盐3克，香油20毫升，鸡精1克。

做法

1. 将菠菜用清水洗净，放入沸水中焯烫，装盘待用。

2. 核桃去壳留仁，入沸水锅中氽水至熟，捞出，倒在菠菜上。

3. 将香油、盐和鸡精一起调成味汁，淋在菠菜核桃仁上，最后搅拌均匀即可食用。

功效解读 菠菜含丰富的钾，有促进钠的排出、降低血压的作用。核桃仁有降低胆固醇、防止动脉硬化的作用。本品十分适合高血压等心血管疾病患者食用。

苦瓜

清热泻火
降糖降脂

适用量： 每日80克左右。

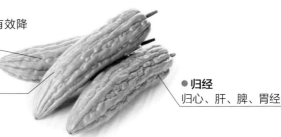

● **降压关键词**
保护心肌细胞，有效降低血压

● **性味**
性寒，味苦

● **归经**
归心、肝、脾、胃经

> 苦瓜含丰富的维生素C，对保持血管弹性、维持正常生理功能，以及防治高血压、冠心病等具有积极作用。苦瓜中含有的钾可以保护心肌细胞，有效降低血压。

食疗功效

苦瓜具有清热消暑、解毒、明目、降低血糖、补肾健脾、益气壮阳、提高机体免疫能力的功效，对治疗痢疾、疮肿、热病烦渴、痱子过多、结膜炎、小便短赤等病有一定的疗效。

选购保存

苦瓜身上一粒一粒的果瘤，是判断苦瓜好坏的标准。果瘤越大越饱满，表示瓜肉越厚。苦瓜不耐保存，即使在冰箱中存放也不宜超过2天。

对并发症的益处

苦瓜中含有的苦瓜皂苷有快速降糖、调节胰岛素的功能，能修复β细胞、增加胰岛素的敏感性，还能预防和改善高血压并发症，调节血脂，提高免疫力。

特别提示 苦瓜属于味苦食物，中医认为，味苦食品不宜多食，否则会引起恶心、呕吐、腹泻等症状。

☺ 最佳搭配

苦瓜 + 猪肝 = 可清热解毒、补肝明目

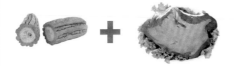

苦瓜 + 洋葱 = 可降低血压、增强免疫力

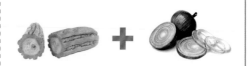

专家这样讲

苦瓜食用宜忌

苦瓜营养丰富，对很多病症都有很好的食疗效果，一般人均可食用，特别适合糖尿病、高血压、癌症患者食用。但脾胃虚寒者不宜生食，否则容易引起吐泻腹痛。另外由于苦瓜中含有的奎宁有刺激子宫收缩的作用，故孕妇不宜食用苦瓜。

杏仁拌苦瓜

材料 杏仁50克，苦瓜250克，香油10毫升，枸杞、盐、鸡精各3克。

做法

1. 苦瓜洗净，剖开，去掉瓜瓤，切成薄片，放入沸水中焯至断生后捞出，沥干水分，放入碗中。

2. 杏仁用温水泡发，去外皮，掰成两半，放入开水中烫熟；枸杞洗净，泡发。

3. 将香油、盐、鸡精与苦瓜片搅拌均匀，撒上杏仁、枸杞即可。

功效解读 本品具有保持血管弹性、降低血液中胆固醇含量的作用。对高血压、动脉硬化、脑血管病、冠心病等疾病具有较好的食疗作用。此外，本品还可以清热泻火、润肠通便、润肺止咳，适合肝火旺盛的高血压患者食用。

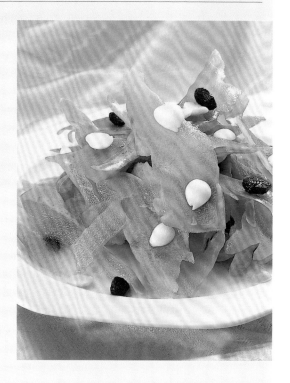

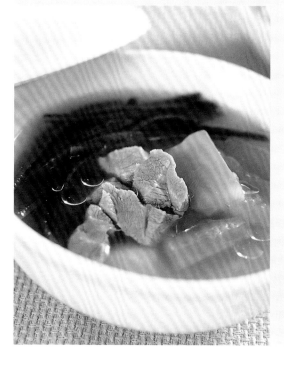

苦瓜海带瘦肉汤

材料 苦瓜500克，海带丝100克，瘦肉250克，盐3克，味精2克。

做法

1. 苦瓜洗净，切成两半，去瓜瓤，切块。

2. 海带丝浸泡1小时，洗净；瘦肉洗净，切成小块。

3. 把苦瓜块、海带丝、瘦肉块放入砂锅中，加适量清水，煲至瘦肉烂熟，再调入盐、味精即可。

功效解读 苦瓜有清热泻火、降压降脂、保护血管的作用，对由肝火旺盛引起的目赤肿痛、头痛眩晕有改善作用；海带有降低血压、滋阴润燥的作用；瘦肉有益气补虚的作用。本品十分适合肝火旺盛的高血压患者食用。

冬瓜

清热利水
消炎利尿

- **降压关键词**
  高钾低钠，有效降低血压

- **性味**
  性凉，味甘

- **归经**
  归肺、大肠、小肠、膀胱经

适用量： 每日200克左右。

冬瓜富含多种维生素、粗纤维和钙、磷、铁等元素，且钾盐含量高，钠盐含量低，对于需要低钠食物的高血压、肾病、水肿等患者，尤为适合。

🔍 食疗功效

冬瓜具有清热解毒、利水消肿、减肥美容的功效，能减少体内脂肪，有利于减肥。常吃冬瓜，对慢性支气管炎、肠炎、肺炎等感染性疾病也有一定的食疗作用。

🔍 选购保存

挑选冬瓜时可以用手指掐一下，皮较硬、肉质密、种子成熟变成黄褐色的冬瓜口感较好。冬瓜如果吃不完，可用一块较大的保鲜膜贴在冬瓜的切面上，用手抹紧贴满，可保鲜3～5天。

🔍 对并发症的益处

冬瓜中的丙醇二酸能抑制糖类转化为脂肪，可减少人体内的脂肪堆积，具有减肥、降脂的功效，而且冬瓜所含的热量极低，尤其适合糖尿病、肥胖症等患者食用。

特别提示 冬瓜是解热利尿、降脂减肥较理想的食物，连皮一起煮汤，降压、利尿效果更好。

☺ 最佳搭配

冬瓜 + 海带 = 可以有效降低血压

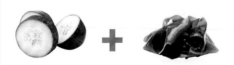

冬瓜 + 甲鱼 = 可以滋润皮肤、可以明目

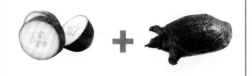

专家这样讲

冬瓜食用宜忌

心烦气躁、口干烦渴、小便不利者以及糖尿病、高血压、高脂血症患者宜经常食用冬瓜。但脾胃虚弱、肾脏虚寒、久病滑泄、阳虚肢冷者不宜常食冬瓜。冬瓜是一种解热利尿效果比较理想的日常食物，连皮一起煮汤，效果更明显。

油焖冬瓜

材料 冬瓜300克，葱、姜各10克，青辣椒、红辣椒各20克，酱油3毫升，盐、鸡精各2克，油适量。

做法

1. 冬瓜去皮、去籽，洗净切成三角形厚块，上面划十字花刀；青椒、红椒均洗净切块；姜洗净切丝；葱洗净切圈。
2. 将切好的冬瓜放入沸水中稍烫，捞出沥干水分。
3. 起锅放油，下入冬瓜块焖10分钟，加入辣椒块及姜丝、葱圈、盐、酱油、鸡精，炒匀即可。

功效解读 本品钾盐含量较高，钠盐含量较低，对于需要低钠食物的高血压、肾病、水肿等患者，尤为适合。

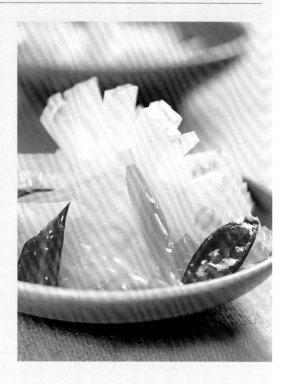

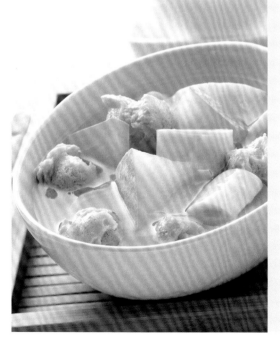

冬瓜竹笋汤

材料 素鸡35克，冬瓜、竹笋各150克，黄檗、知母各10克，盐、香油各适量。

做法

1. 素鸡洗净，放入清水中浸泡至软化，然后取出挤干水分；冬瓜洗净，切块备用；竹笋洗净，切段备用。
2. 黄檗、知母均洗净，放入棉布袋中和600毫升清水一起放入锅中煮沸。
3. 加入素鸡、冬瓜、竹笋煮沸，至熟后关火，取出棉布袋，加入盐、香油即可。

功效解读 冬瓜和竹笋都属于高钾低钠食物，可排钠降压、利尿消肿、降低血液中的胆固醇含量，并且还有清热泻火、利尿通淋的作用。黄檗和知母具有清热解毒等功效，也具有良好的降压作用。

黄瓜

利尿除湿
降脂降压

● **降压关键词**
保护心血管，降低血压

● **性味**
性凉，味甘

● **归经**
归肺、胃、大肠经

适用量： 每日200克左右为宜。

黄瓜中的维生素 P 有保护心血管、降低血压的作用。黄瓜的热量很低，对于高血压、高脂血症以及合并肥胖症的糖尿病患者来说，是一种理想的食疗良蔬。

🔍 **食疗功效**

黄瓜具有降压、除湿、利尿、降脂、镇痛、促消化的功效，尤其是黄瓜中所含的纤维素能促进肠内腐败食物排泄，其所含的丙醇、乙醇和丙醇二酸还能抑制糖类物质转化为脂肪，对肥胖患者有利。

🔍 **选购保存**

选购黄瓜，以色泽亮丽、外表有刺状凸起，而且黄瓜头上顶着新鲜黄花的为最好。保存黄瓜要先将其表面水分擦干，再放入密封保鲜袋中，封好袋口后冷藏即可。

🔍 **对并发症的益处**

黄瓜中含有丙醇二酸，能抑制身体中的糖类物质转化成脂肪，减少脂肪堆积，而且黄瓜的含糖量极低，含水量非常高，对肥胖症、高脂血症、糖尿病患者有很好的食疗作用。

特别提示 黄瓜尾部含有苦味素，苦味素有抗癌的作用，所以不宜把黄瓜尾部全部丢掉。

☺ **最佳搭配**

黄瓜 + 蜂蜜 = 可润肠通便、清热解毒

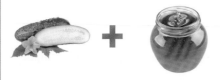

黄瓜 + 醋 = 可开胃消食、促进消化

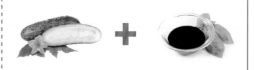

专家这样讲

黄瓜食用宜忌

黄瓜的营养价值很高，对很多病症都有良好的食疗作用，肥胖、高血压、高脂血症、癌症、糖尿病、热病患者可经常食用黄瓜。但是黄瓜也有一定的食用禁忌，脾胃虚弱、胃寒、腹痛腹泻、肺寒咳嗽者不宜常食黄瓜。

辣拌黄瓜

材料 黄瓜300克,醋10毫升,香油5毫升,红辣椒、泡椒、盐、味精各适量。

做法

1. 将黄瓜冲洗干净,切成长条备用。

2. 红辣椒洗净,切成条备用;泡椒洗净备用。

3. 将盐、味精、醋、香油调成味汁,浇在黄瓜条上,再撒上泡椒、红辣椒条即可。

功效解读 黄瓜中含有丰富的维生素P,有保护心血管、降低血压的作用,而且黄瓜含脂肪和热量极低,含水量非常高,对高血压、高脂血症、糖尿病以及肥胖症等患者有很好的食疗效果。

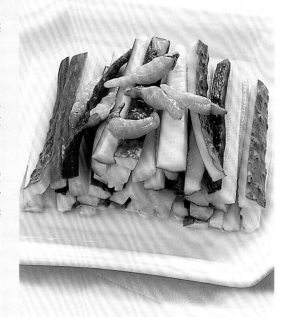

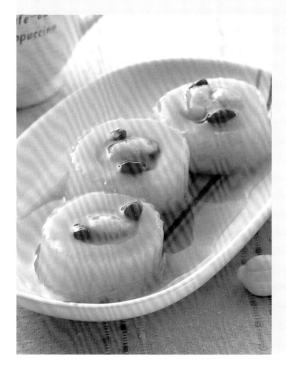

干贝黄瓜盅

材料 黄瓜150克,新鲜干贝100克,生地、芦根、枸杞、盐、水淀粉各适量。

做法

1. 生地和芦根洗净放入棉布袋,与清水一起放入锅中,以小火煮沸,滤取药汁。

2. 新鲜干贝洗净;黄瓜去皮洗净,切小段,挖除每个黄瓜中心的子,并塞入1个干贝,摆入盘中。

3. 枸杞洗净,撒在黄瓜段上面,放入电锅内蒸熟,或是放置在蒸笼上以大火蒸10分钟;药汁加热,沸腾时调水淀粉勾芡,调入盐,淋在黄瓜干贝盅上即可。

功效解读 黄瓜可降低血脂和血压,干贝也有降低胆固醇的作用;生地和芦根清热凉血、利尿降压;枸杞可清肝明目、降压。本品很适合肝火旺盛的高血压患者食用。

丝瓜

清凉活血
通经解毒

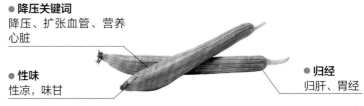

● **降压关键词**
降压、扩张血管、营养心脏

● **性味**
性凉，味甘

● **归经**
归肝、胃经

适用量： 每日100克左右。

丝瓜含皂苷类物质，能把肠内的胆固醇结合成不易吸收的混合物，排出体外，从而降低胆固醇和血压。丝瓜还能扩张血管、营养心脏，有益于心血管疾病患者。

🔍 食疗功效

丝瓜具有清暑凉血、解毒通便、祛风化痰、润肤美容、通经络、行血脉、下乳汁、调经等功效，能用于治疗热病烦渴、痰喘咳嗽、肠风痔漏、崩漏带下、血淋、痔疮痈肿、产妇乳汁不下等病症。另外，长期食用或取丝瓜汁搽脸能消炎抗皱、美白祛斑。

🔍 选购保存

选购丝瓜应选择鲜嫩、结实、光亮、皮色为嫩绿或淡绿色、果肉顶端饱满、瓜体不肿大者。丝瓜过熟不能食用，保存丝瓜可放阴凉通风处或放入冰箱冷藏。

🔍 对并发症的益处

高血压、糖尿病、肥胖患者及皮肤粗糙者，月经不调者，身体疲乏、痰喘咳嗽、产后乳汁不通的妇女均可常食丝瓜。

特别提示 丝瓜汁水丰富，宜现切现做，以免营养成分随汁水流走。

☺ 最佳搭配

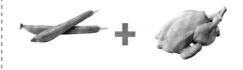

丝瓜 + 毛豆 = 可降低胆固醇、增强免疫力

丝瓜 + 鸡肉 = 可以清热、利肠胃

专家这样讲

丝瓜食用宜忌

丝瓜含有丰富的膳食纤维、丝瓜苦味质、瓜氨酸、皂苷等成分，能减少肠道对葡萄糖的吸收，控制餐后血糖升高，而且丝瓜所含的热量很低，适合糖尿病患者食用。但由于丝瓜性凉，体虚内寒、腹泻者均不宜食用。

炒丝瓜

材料 丝瓜300克，红椒30克，盐3克，鸡精2克，油适量。

做法

1. 丝瓜去皮，洗净，切块；红椒去蒂，洗净，切片。
2. 锅下油烧热，放入丝瓜块、红椒片炒至八成熟。
3. 加盐、鸡精调味，炒熟装盘即可。

功效解读 丝瓜含有皂苷类物质，能有效降低胆固醇、扩张血管、保护心脏。丝瓜还含有丰富的膳食纤维，能解毒通便，可预防高血压患者因排便困难而血压骤然升高，引发脑卒中、脑出血等症。

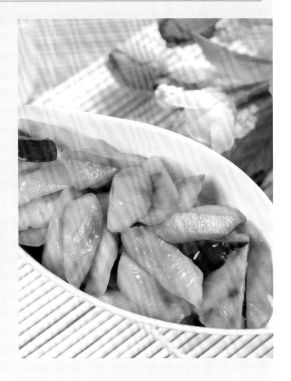

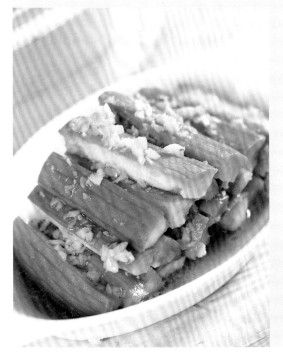

蒜蓉丝瓜

材料 丝瓜300克，蒜20克，盐3克，味精1克，生抽少许，油适量。

做法

1. 将丝瓜去皮后洗净，切成长块，排入盘中；蒜去皮，洗净剁成蓉。
2. 锅内加入油烧热，下入蒜蓉爆香，再加入适量盐、味精、生抽炒匀，待汁香浓后，将其舀出淋于丝瓜排上。
3. 将摆好丝瓜的盘放入锅中蒸5分钟即可取出食用。

功效解读 丝瓜有扩张血管、营养心脏、防止血栓形成、降低血压的作用。大蒜中所含的大蒜素可保持体内某种酶的适当数量而避免出现高血压，具有降血脂及预防冠心病和动脉硬化、预防体内瘀血的作用，并可防止心脑血管栓塞。

白菜

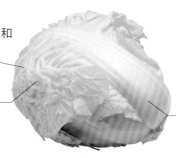

通利肠胃
除烦解毒

● **降压关键词**
软化血管，降低血压和
血清胆固醇

● **性味**
性平，味苦、辛、甘

● **归经**
归肠、胃经

适用量： 每日100克左右为宜。

白菜的钠含量较低，且含有较多的维生素C，常食可软化血管，降低血压和血清胆固醇，对预防动脉粥样硬化、高脂血症以及脑卒中大有好处。

🔍 食疗功效

白菜具有通利肠胃、清热解毒、止咳化痰、利尿养胃的功效，是营养极为丰富的蔬菜。白菜所含丰富的粗纤维能促进肠蠕动，稀释肠道毒素，常食可增强人体抗病能力，降低胆固醇，对伤口难愈、牙龈出血有防治作用。

🔍 选购保存

以挑选包得紧实、新鲜、无虫害的白菜为宜。冬天可用无毒塑料袋保存，如果温度在0℃以上，可在白菜叶上套上塑料袋，口不用扎，根朝下戳在地上即可。

🔍 对并发症的益处

白菜含有丰富的膳食纤维，不仅能促进胃肠蠕动，还具有降低血糖的作用。白菜含糖量低，很适合糖尿病患者食用，因为它能调节血糖，抑制血糖剧烈变化。

特别提示 切白菜时宜顺着纹路切，这样白菜易熟；宜用大火快炒，可减少维生素的流失。

☺ 最佳搭配

白菜 + 猪肉 = 可补充营养、通便　　**白菜 + 辣椒 = 可促进消化、降脂减肥**

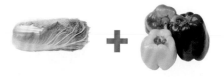

专家这样讲

白菜食用宜忌

脾胃气虚、大小便不利、维生素缺乏、高血压、高脂血症、心脑血管疾病患者都可经常食用白菜。但胃寒、腹泻、肺热咳嗽者不宜多食。另外，切白菜时，宜顺着纹路切，这样白菜易熟。烹调时不宜用煮焯、浸烫后挤汁等方法，否则易造成营养素的大量流失。

黑木耳炒白菜梗

材料 白菜梗300克，黑木耳40克，红椒20克，盐、味精各2克，水淀粉10克，油适量。

做法

1. 白菜梗洗净，切片；黑木耳泡发洗净，撕小块；红椒去子，洗净切片。
2. 锅洗干净，置于火上，倒入适量的油烧热，下黑木耳和红椒片翻炒，加入白菜梗，炒熟。
3. 加入盐、味精，用水淀粉勾芡，炒匀即可食用。

功效解读 本品可减少血液凝块，预防血栓等病的发生，对动脉粥样硬化、冠心病、高血压具有食疗作用，经常食用还可防癌抗癌、预防便秘。

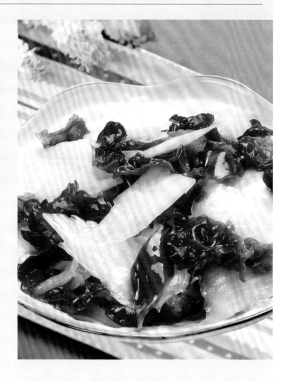

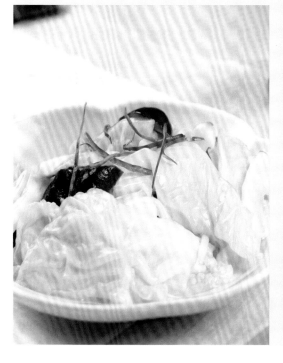

白菜炒金针菇

材料 白菜350克，金针菇100克，水发香菇20克，红辣椒、盐、油各适量。

做法

1. 白菜洗净，撕片；香菇洗净，切块；金针菇去尾，洗净；红辣椒洗净，切丝。
2. 炒锅洗净，置于火上，倒入适量的油加热，下入香菇块、金针菇、白菜片翻炒，加盐调味，装盘后撒上红辣椒丝即可。

功效解读 白菜含丰富的维生素C，能抑制血脂升高，降低胆固醇，防治心脑血管疾病。金针菇是高钾低钠食品，可防治高血压，同时还能防癌抗癌。香菇含香菇素，可预防血管硬化。本品对高血压患者有很好的食疗作用。

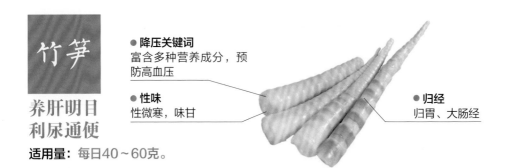

竹笋

养肝明目
利尿通便

● **降压关键词**
富含多种营养成分，预防高血压

● **性味**
性微寒，味甘

● **归经**
归胃、大肠经

适用量： 每日40~60克。

竹笋是高蛋白、低糖、低脂肪、低淀粉、多纤维食物，含有人体必需的8种氨基酸。研究发现，经常食用竹笋，可有效降低高血压的发病率。

🔍 食疗功效

竹笋具有清热化痰、益气和胃、降低血压、治消渴、利水道、利膈爽胃、帮助消化、防便秘等功效。竹笋脂肪、淀粉含量很少，属天然低脂、低热量食品，是肥胖者减肥的佳品。

🔍 选购保存

竹笋节与竹笋节间的距离越近，竹笋越嫩，外壳色泽鲜黄或淡黄略带粉红、笋壳完整且饱满光洁者为佳。竹笋宜在低温条件下储存，但不能储存过久，否则质地变老会影响口感。

🔍 对并发症的益处

竹笋的膳食纤维含量高，可延缓肠道中食物的消化和葡萄糖的吸收，有助于控制餐后血糖上升。竹笋热量低、脂肪低，适合高血压、冠心病、肥胖症、糖尿病患者食用。

特别提示 由于竹笋中的草酸盐能与其他食物中的钙质结合成难以溶解的草酸钙，所以患有泌尿系统结石的患者不宜多吃。

☺ 最佳搭配

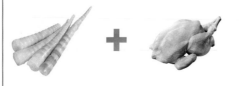

竹笋 + 鸡肉 = 可暖胃益气、补精填髓

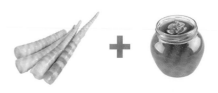

竹笋 + 蜂蜜 = 可以治疗肺热痰火

专家这样讲

竹笋食用宜忌

竹笋营养丰富，一般人均可食用，尤其适合肥胖者、高血压患者、习惯性便秘者、糖尿病患者、心血管疾病患者等食用。但是严重肾炎、尿道结石、胃痛出血、慢性肠炎、久泻滑脱患者不宜常食。

凉拌双笋

材料 竹笋500克，莴笋250克，盐、味精、白糖、香油各适量。

做法

1. 竹笋、莴笋分别去皮洗净，切成滚刀块。
2. 将竹笋块投入开水锅中煮熟，捞出沥干；莴笋块入锅中焯水，捞出沥干。
3. 竹笋、莴笋都盛入碗内，加入盐、味精和白糖拌匀，再淋入香油调味即成。

功效解读 竹笋含钾量较高，有利于促进排尿，减少心房的压力，对高血压和心脏病患者极为有益。莴笋也有促进排尿、降低血压、预防心律不齐的功效，还能改善消化系统和肝脏的功能。因此，常食本品对高血压患者大有益处。本品还有通乳、益肠通便、增强免疫力等作用。

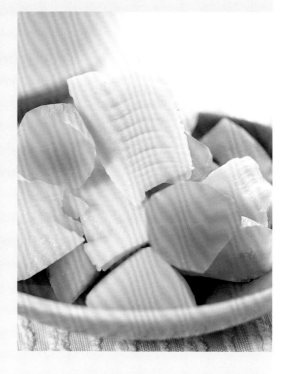

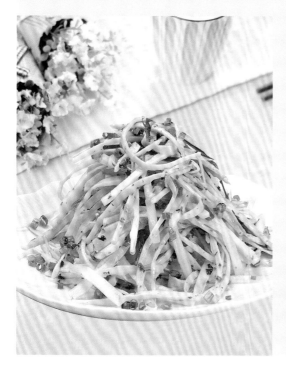

风味竹笋

材料 竹笋400克，荠菜、红椒各30克，盐3克，葱5克，鸡精2克，醋、油各适量。

做法

1. 竹笋洗净，切长条；荠菜洗净，切末；红椒去蒂洗净，切丝；葱洗净，切花。
2. 将锅中水烧开，放入竹笋条焯水后，捞出沥干。
3. 锅下油烧热，放入竹笋条炒至五成熟时，放入荠菜末、红椒丝，最后加盐、鸡精、醋调味，待熟时放入葱花略炒即可。

功效解读 本品有降低血压、增强食欲、帮助消化的作用，同时还可降低脂肪含量、帮助减肥、增强免疫力、防癌抗癌，非常适合高血压、高脂血症以及肥胖症的患者食用。

芦笋

润肺镇咳
祛痰杀虫

- **降压关键词**
  防治高血压及心脏病

- **性味**
  性凉，味苦、甘

- **归经**
  归肺经

适用量： 每日50克左右。

芦笋含有人体必需的多种元素，如钙、磷、钾、铁、锌、铜、锰、硒、铬等，营养全面而且比例适当，这些元素对高血压及心脏病的防治有重要作用。

食疗功效

经常食用芦笋，对心脏病、排尿困难、水肿、高血压、心律不齐、疲劳、膀胱炎、胆结石、肝功能障碍和肥胖等病症有一定的功效。芦笋含有的组织蛋白可以使细胞生长正常化，经常食用可防止癌细胞扩散，夏季食用还有清凉降火、消暑止渴的作用。

选购保存

选购芦笋，以全株形状正直、笋尖花苞（鳞片）紧密、不开芒、未长腋芽、没有水伤腐臭味、表皮鲜亮不萎缩、细嫩粗大者为佳。

对并发症的益处

芦笋中含香豆素、薏苡素等成分，具有降低血糖的作用，其中铬的含量也很高，能有效调节血液中的脂肪和糖分的浓度，起到调节血糖的作用，适合糖尿病患者。

特别提示 芦笋应该趁鲜食用，如果不能马上食用，应用纸卷起，置于冰箱冷藏室。

☺ 最佳搭配

芦笋 + 黄花菜 = 可以养血、止血、除烦

 +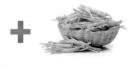

芦笋 + 冬瓜 = 可以降压、降脂

 +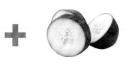

专家这样讲

芦笋食用宜忌

高血压、高脂血症、癌症、动脉硬化、体质虚弱、气血不足、营养不良、肥胖、习惯性便秘、肝功能不全、贫血、肾炎水肿、尿路结石患者可经常食用芦笋。但芦笋中含嘌呤较多，所以痛风患者不宜食用。

清炒芦笋

材料 芦笋350克，盐3克，鸡精2克，陈醋5毫升，油适量。

做法

1. 芦笋洗净，沥干，切去老根，备用。
2. 炒锅加入适量油烧至七成热，放入芦笋翻炒，放入适量醋炒匀。
3. 调入盐和鸡精，炒入味即可装盘。

功效解读 芦笋富含多种氨基酸、蛋白质和维生素，其含量均高于一般水果和蔬菜，特别是芦笋中的天门冬酰胺和微量元素硒、锰等，具有调节机体代谢、提高身体免疫力的功效，对高血压、心脏病等疾病均有一定的疗效。糖尿病患者常食芦笋既能降低血压，还可增强食欲、帮助消化、补充维生素和矿物质、均衡营养。

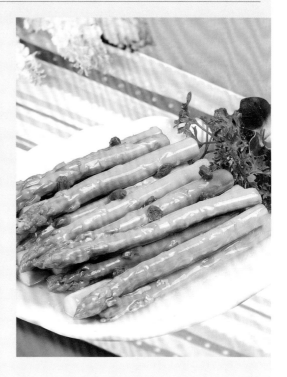

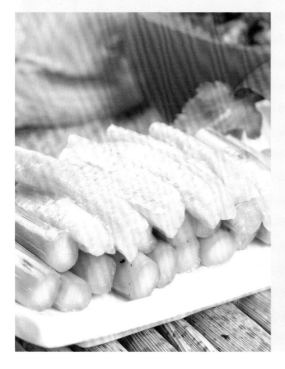

玉米笋炒芦笋

材料 芦笋400克，玉米笋200克，蒜末10克，姜汁、料酒、盐、白糖、水淀粉各少许，油适量。

做法

1. 芦笋洗净，切段；玉米笋用沸水焯一下，捞起沥干。
2. 锅中加油烧热，下蒜末爆香，倒入玉米笋及芦笋段，烹入姜汁和料酒后翻炒片刻。
3. 加盐、白糖及清水，烧开后用水淀粉勾芡即可。

功效解读 芦笋有助于防治心血管疾病，玉米笋能降低血液中的胆固醇浓度并防止其沉积于血管壁，故常吃本品，对冠心病、动脉粥样硬化、高脂血症及高血压等疾病都有一定的防治作用。

莴笋

**利尿通便
养心安神**

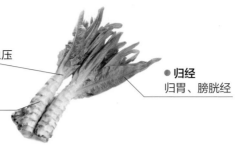

● **降压关键词**
强心、利尿、降血压

● **性味**
性凉，味甘、苦

● **归经**
归胃、膀胱经

适用量： 每日60克左右。

莴笋中所含钾离子是钠离子的数倍，这种高钾低钠的比例，有助于保持体内的水盐代谢平衡，具有强心、利尿、降血压等作用，非常适合高血压及心脑血管疾病患者食用。

食疗功效

莴笋有增进食欲、刺激消化液分泌、促进胃肠蠕动等功能，能够降低血压、预防心律不齐等。莴笋还能改善消化系统和肝脏功能。

选购保存

应选择茎粗大、肉质细嫩、多汁新鲜、无枯叶、无空心、中下部稍粗或成棒状、叶片不弯曲、无黄叶、不发蔫、不苦涩的莴笋。保存莴笋时可将莴笋放入盛有凉水的器皿内，水淹至莴笋主干1/3处即可，放置于室内通风处可保存3～5天。

对并发症的益处

莴笋中含有丰富的膳食纤维，能减少肠道对葡萄糖的吸收，有助于控制餐后血糖上升。莴笋还含有丰富的烟酸，可激活胰岛素，降低血糖。

特别提示 莴笋叶的营养远远高于莴笋茎，叶比茎所含胡萝卜素高出72倍之多，因此吃莴笋时，不宜丢弃莴笋叶。

☺ 最佳搭配

莴笋 + 蒜苗 = 可以有效预防高血压

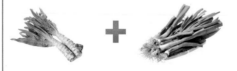

莴笋 + 香菇 = 可利尿通便、排出水分

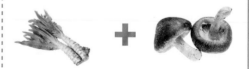

专家这样讲

莴笋食用宜忌

小便不通、尿血、水肿、糖尿病、肥胖、神经衰弱、高血压等患者，以及妇女产后缺乳或乳汁不通者，可经常食用莴笋。但多动症儿童及眼病、痛风、脾胃虚寒、腹泻便溏者不宜常食莴笋。

辣拌莴笋条

材料 莴笋200克，盐3克，蒜、干红辣椒各3克，醋、油各适量。

做法

1. 莴笋去皮，洗净，切条状；蒜去皮，洗净，切末；干红辣椒洗净，切段。
2. 锅入水烧开，放入莴笋条焯熟后，捞出沥干摆盘。
3. 锅下油烧热，入蒜末、干红辣椒段爆香，加盐、醋做成味汁，淋在莴笋条上即可。

功效解读 莴笋中的钾是钠的27倍，有利于促进排尿，维持体内水平衡，对高血压和心脏病患者大有裨益。本菜还有增进食欲、刺激消化液分泌、促进胃肠蠕动、预防心律不齐的作用。

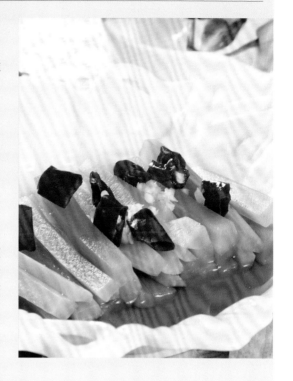

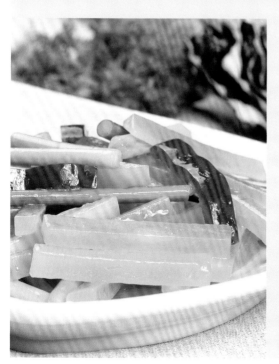

莴笋蒜薹

材料 莴笋350克，蒜薹100克，红、黄彩椒各1个，盐3克，油适量。

做法

1. 莴笋去皮，取茎，洗净切粗丝；蒜薹洗净，切段；彩椒洗净，切长条。
2. 锅中加油烧热，倒入莴笋、蒜薹、彩椒，翻炒至将熟。
3. 放盐调味，炒熟即可。

功效解读 莴笋具有强心、利尿、降血压等作用，非常适合高血压、冠心病及心脑血管疾病的患者食用。蒜薹具有杀菌、疏通血管、降低血液中胆固醇含量的作用。二者搭配同食，降压效果更佳。

马齿苋

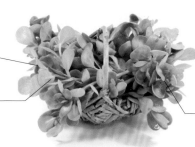

清热解毒
散血消肿

● **降压关键词**
扩张血管、降低
血压

● **性味**
性寒，味甘、酸

● **归经**
归心、肝、
脾、大肠经

适用量：每日30～60克。

马齿苋含有大量的钾盐，有良好的利水消肿作用。钾离子还可直接作用于血管壁，使血管扩张，阻止动脉管壁增厚，从而起到降低血压的作用。

🔍 **食疗功效**

马齿苋具有清热解毒、消肿止痛、凉血止痢的功效，对肠道传染病，如肠炎、痢疾等，有独特的食疗作用。马齿苋还有消除尘毒、防止吞噬细胞变形和坏死、杜绝矽结节形成的作用。

🔍 **选购保存**

要选择叶片厚实、水分充足、鲜嫩肥厚多汁的马齿苋。贮存马齿苋应用保鲜袋封好，马齿苋放在冰箱中可以保存一周左右。

🔍 **对并发症的益处**

马齿苋中含有大量的去甲肾上腺素，去甲肾上腺素可以促进胰岛腺分泌胰岛素，从而调节人体的血糖，降低血糖浓度，保持血糖的稳定，适合高血压、糖尿病患者食用。

特别提示 马齿苋烹饪前应先焯水，既可炒食，又可做馅，还可凉拌和做汤。

☺ **最佳搭配**

马齿苋 + 绿豆 = 可消暑解渴、止痢、降压

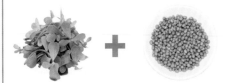

马齿苋 + 猪肠 = 可以有效治疗痔疮

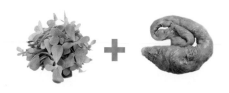

专家这样讲

马齿苋食用宜忌

马齿苋营养价值很高，对很多病症都有良好的食疗功效，尤其适合高血压、皮肤粗糙干燥、维生素 A 缺乏症、干眼症、夜盲症、肠炎、痢疾、尿血、尿道炎、湿疹、皮炎、赤白带下、痔疮等患者食用。但脾胃虚寒、肠滑腹泻者不宜食用。

凉拌马齿苋

材料 马齿苋300克，盐、味精、糖各2克，蒜蓉、香油各少许。

做法

1. 将马齿苋择净，去根后洗净备用。
2. 将洗净后的马齿苋放入沸水中焯水，然后用冷水冲凉装盘。
3. 加盐、味精、糖、蒜蓉、香油拌匀即可。

功效解读 马齿苋中含有丰富的γ-3脂肪酸，它能抑制人体内血清胆固醇和甘油三酯的生成，帮助血管内皮细胞合成的前列腺素增多，抑制血小板形成血栓素A_2，使血液黏度下降，促使血管扩张，可以预防血小板聚集、冠状动脉痉挛和血栓形成，从而起到防治心脏病的作用。

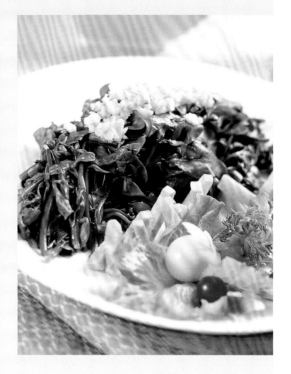

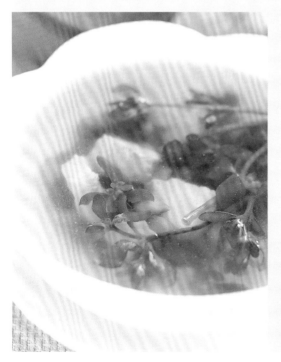

马齿苋瘦肉汤

材料 马齿苋50克，杏仁100克，猪瘦肉150克，盐适量。

做法

1. 马齿苋择嫩枝，洗干净备用；猪瘦肉洗净，切块备用；杏仁洗净备用。
2. 锅洗净，置于火上，将洗净切好的马齿苋、猪瘦肉以及杏仁一起放入锅内，加适量清水。
3. 大火煮沸后，改小火煲2小时，加盐调味即可。

功效解读 马齿苋中含有的钾离子可直接作用于血管壁，使血管扩张，阻止动脉管壁增厚，从而起到降低血压的作用。本品有良好的利水消肿、止咳化痰、降低血压的作用。

香菇

**降压降脂
延缓衰老**

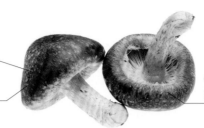

● **降压关键词**
降低血压、预防
血管硬化

● **性味**
性平，味甘

● **归经**
归脾、胃经

适用量：每日4～8朵。

香菇中所含香菇素可预防血管硬化、降低人体血压。实验证明，如果每天喝一杯香菇汁，持续数周或数月，收缩压可降低5～10毫米汞柱，舒张压可降低4～6毫米汞柱。

🔍 食疗功效

香菇具有化痰理气、益胃和中、透疹解毒之功效，对食欲不振、身体虚弱、小便失禁、大便秘结、形体肥胖等病症有食疗功效。

🔍 选购保存

选购香菇以香浓、菇肉厚实、菇面平滑、大小均匀、色泽黄褐或黑褐、菇面稍带白霜、菇褶紧实细白、菇柄短而粗壮、干燥、不碎的为佳。

干香菇应放在干燥、低温、避光、密封的环境中储存，新鲜的香菇要放在冰箱里冷藏。

🔍 对并发症的益处

香菇是优质的高钾食物，每100克干香菇含钾量高达464毫克，具有"植物皇后"的美称，香菇还有降血糖、抗癌防癌的作用。

特别提示 长得特别大的鲜香菇不要吃，因为它们多是用激素催肥的，对身体有害。

☺ 最佳搭配

香菇 + 牛肉 = 可以有效补气养血　　　　香菇 + 鱿鱼 = 可以降低血压、血脂

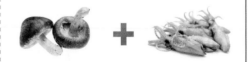

专家这样讲

香菇食用宜忌

肝硬化、高血压、糖尿病、癌症、气虚、贫血、痘疹透发不畅、佝偻病患者宜经常食用香菇；但慢性虚寒性胃炎患者、痘疹已透发之人不宜食用。此外，发好的香菇要放在冰箱里冷藏才不会损失营养。泡发香菇的水不要倒掉，因为很多营养物质都溶在水中。

芹菜炒香菇

材料 芹菜400克，水发香菇50克，胡萝卜丁少许，盐、淀粉、酱油、味精、油各适量，醋5毫升。

做法

1. 芹菜去叶、根，洗净剖开，切成段待用；香菇洗净切片。
2. 盐、醋、味精、淀粉混合后装在碗里，加约50毫升水，兑成芡汁待用。
3. 炒锅烧热，倒油，油热时，放入芹菜煸炒2～3分钟，投入香菇片、胡萝卜丁迅速炒匀，再加入酱油稍炒，淋入芡汁速炒，起锅即成。

功效解读 本品中芹菜含降压成分；香菇可预防血管硬化，降低人体血压。常吃本品对高血压、动脉硬化有一定的预防和改善作用。

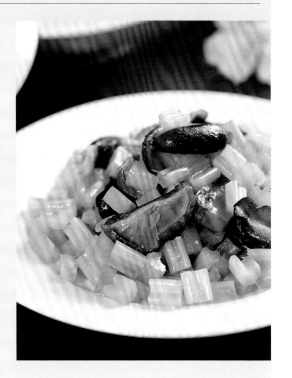

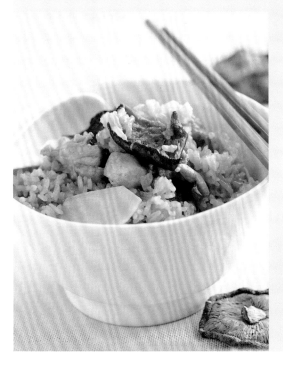

香菇饭

材料 干香菇3克，鸡腿、糯米各80克，姜片5克，盐3克，油适量。

做法

1. 糯米洗净，在清水中浸泡1小时；干香菇泡水1小时，洗净切小片；鸡腿去骨洗净，切成大块备用。
2. 锅入油，烧热，加入香菇片炒香，放入鸡腿、水（可用泡香菇的水）、盐、姜片，煮沸。
3. 加入糯米拌匀，煮熟即可食用。

功效解读 本品有降低血压、防止血管硬化的作用。常吃本品，还可益胃健脾、补中益气，对食欲不振、身体虚弱者有一定的食疗作用。

口蘑

强身补虚
防癌抗癌

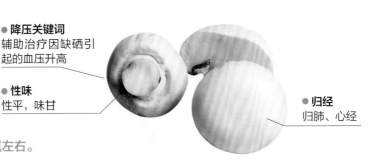

● **降压关键词**
辅助治疗因缺硒引起的血压升高

● **性味**
性平，味甘

● **归经**
归肺、心经

适用量： 每日20克左右。

含微量元素硒的口蘑是良好的补硒食品，它能够防止过氧化物损害机体，辅助治疗因缺硒引起的血压升高和血黏度增加。

食疗功效

中医认为，口蘑具有益胃润肠、散血热、解表、化痰、理气等功效，能够降低血压、调节血脂、减肥排毒，还可抑制血清和肝脏中胆固醇的上升，对肝脏起到良好的保护作用。

选购保存

新鲜的口蘑菌盖洁白无霉点、褶细、盖大、肉厚、柄短、气味清香。购买后宜放入冰箱冷藏，但尽早食用完为佳。

对并发症的益处

口蘑中含有大量的膳食纤维，有润肠通便、排毒的功效，还可促进胆固醇的排泄，降低胆固醇含量。口蘑还含有大量的硒，硒具有类似胰岛素的作用，可以降低血糖，适合高血压并发糖尿病的患者食用。

特别提示 最好买鲜口蘑，如果购买市场上泡在液体中的袋装口蘑，食用前一定要多漂洗几遍，以去掉某些有害化学物质。

☺ 最佳搭配

口蘑 + 鸡肉 = 可以有效补中益气

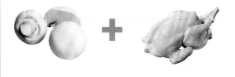

口蘑 + 冬瓜 = 可利小便、降血压

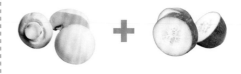

专家这样讲

口蘑食用宜忌

口蘑的营养价值很高，对很多病症都有良好的食疗作用，一般人皆可食用，尤其适合糖尿病、高血压、高脂血症、软骨病、肝炎、肺结核、癌症等患者食用。但是由于其蛋白质含量和钾含量均很高，肾脏疾病患者不宜食用，否则会加重肾脏疾病患者的病情。

口蘑拌花生

材料 口蘑150克，花生米50克，青椒片、红椒片各5克，盐3克，生抽6毫升，油适量。

做法

1. 口蘑洗净，切块，入沸水中焯熟后，捞出沥干装盘。
2. 热锅下油，放入花生米炸至酥脆，捞出控油装盘。
3. 将盐、生抽调匀，淋在口蘑、花生上，撒上青、红椒片拌匀即可。

功效解读 口蘑含有丰富的硒元素和膳食纤维，可有效降低血压和血中胆固醇，还能促进胃肠道蠕动，有效防治便秘。花生中的不饱和脂肪酸有降低胆固醇的作用，有助于防治高血压和冠心病。

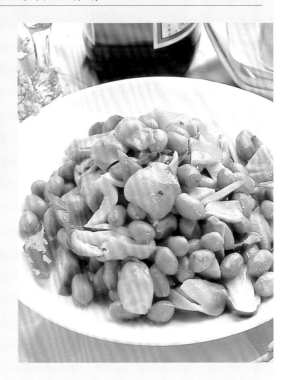

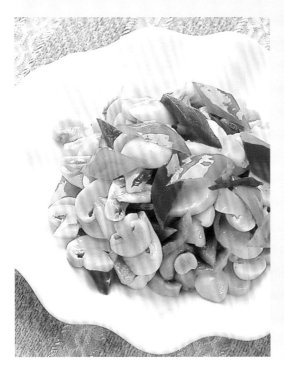

双椒拌口蘑

材料 口蘑200克，香油20毫升，青尖椒、红尖椒各30克，盐、味精各2克。

做法

1. 口蘑洗净，切片；青、红尖椒均去蒂洗净，切片。
2. 将口蘑、青红尖椒放入水中焯熟。
3. 将口蘑和尖椒、香油、盐、味精一起装盘，拌匀即可。

功效解读 口蘑性平，有强身补虚之功效，经常食用有降低血压及血中胆固醇的作用，还有防癌抗癌、提高人体免疫功能和健肤的作用，对防治肝炎及软骨病也有一定疗效，适宜高血压、肝炎、肺结核、软骨病、癌症等患者食用。

莲藕

消食止泻
开胃清热

适用量： 每日60～100克为宜。

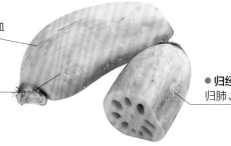

● **降压关键词**
降低血压、防止出血

● **性味**
性凉，味辛、甘

● **归经**
归肺、胃经

莲藕含有大量的单宁酸，有降低血压、防止出血的作用，可治疗由高血压引起的蛛网膜下腔出血以及脑出血。

🔍 食疗功效

莲藕具有滋阴养血的功效，可以补五脏之虚、强壮筋骨。生食能清热润肺、凉血行瘀，熟食可健脾开胃、止泄固精，对肺热咳嗽、烦躁口渴、脾虚泄泻及各种血症有较好的食疗作用。

🔍 选购保存

选择新鲜、脆嫩、色白、藕节短、藕身粗的莲藕为好，从藕尖数起第二节藕最好。保存宜放入冰箱内冷藏。

🔍 对并发症的益处

莲藕中含有黏液蛋白和膳食纤维，能与人体内胆酸盐、食物中的胆固醇及甘油三酯结合，使其从粪便中排出，减少脂类的吸收，从而能降脂减肥，还能防治便秘。

特别提示 莲藕可生食、烹食、捣汁饮用，或晒干磨粉煮粥。煮莲藕时忌用铁器，以免导致食物发黑。

😊 最佳搭配

莲藕 + 鳝鱼 = 补肾固精、利尿祛湿　　　莲藕 + 黑木耳 = 降压降脂、清热润肺

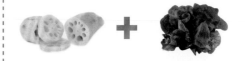

专家这样讲

莲藕食用宜忌

莲藕的营养价值很高，对许多病症都有很好的食疗作用。一般人皆可食用莲藕，尤其适合体弱多病、营养不良、高热、吐血、高血压、肝病、食欲不振、缺铁性贫血患者食用，但脾胃消化功能低下、大便溏薄的患者及产妇不宜食用。

醋熘藕片

材料 嫩莲藕2节，酱油10毫升，醋15毫升，盐3克，水淀粉5克，花椒油20毫升，葱8克，姜10克，清汤、油各适量。

做法

1. 莲藕去节，削皮洗净，顶刀切成薄片，下入开水锅中略烫，捞出沥干水分待用；葱、姜洗净，切末。
2. 炒锅注油烧至温热，先下葱末、姜末炝锅，再烹入醋、酱油、盐和清汤，放入藕片炒至入味，用水淀粉勾芡，淋入花椒油，翻炒均匀即可出锅。

功效解读 莲藕中含有丰富的黏液蛋白和膳食纤维，能降低胆固醇及甘油三酯，并能润肠通便，从而减少机体对脂类的吸收，适合高血压患者、高脂血症患者以及肥胖症患者食用。

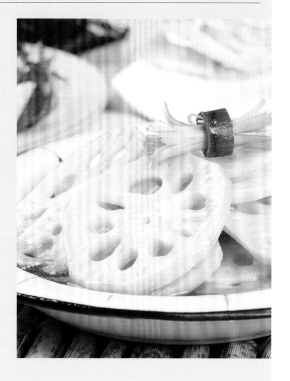

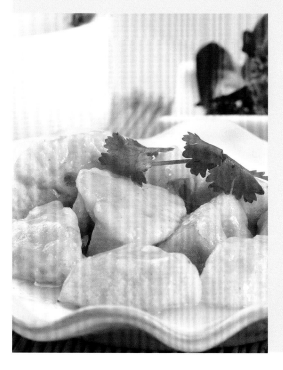

啤酒藕

材料 嫩莲藕2节，啤酒1罐，淀粉、面粉各50克，白糖30克，苏打粉、水淀粉、油各适量。

做法

1. 莲藕削皮，用清水洗净，切块，拍上淀粉备用；将淀粉、面粉、苏打粉和半罐啤酒调成啤酒糊，将藕块裹上啤酒糊。
2. 锅洗净，置于火上，油烧至六成热时将裹满啤酒糊的藕块放入，炸至糊结壳时捞出。
3. 另起净锅烧热，放入余下的啤酒、白糖，大火烧开后再加入水淀粉勾芡，起锅浇在藕块上即可食用。

功效解读 莲藕能有效降低血压、血脂和血糖，加入啤酒可软化血管，促进血液循环，预防高血压及动脉硬化。

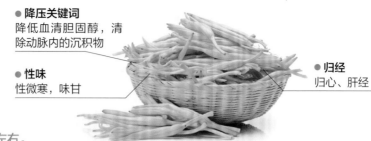

黄花菜

**止血消炎
清热利湿**

● **降压关键词**
降低血清胆固醇，清除动脉内的沉积物

● **性味**
性微寒，味甘

● **归经**
归心、肝经

适用量： 每日20克左右。

黄花菜能有效降低血清胆固醇的含量，还能清除动脉内的沉积物，预防多种心脑血管疾病，可作为高血压及动脉硬化、冠心病等患者的保健蔬菜。

🔍 食疗功效

黄花菜具有清热解毒、止血、止渴生津、利尿通乳、解酒毒的功效，对口干舌燥、大便带血、小便不利、吐血、鼻出血、便秘等病症有食疗作用。

🔍 选购保存

以洁净、鲜嫩、尚未开放、干燥、无杂物的黄花菜为优。新鲜的黄花菜有毒，不能食用。保存宜放入干燥的保鲜袋中，扎紧口，放置阴凉干燥处，防潮、防虫蛀。

🔍 对并发症的益处

黄花菜中丰富的粗纤维能抑制癌细胞的生长，促进大便的排泄，可作为防治肠道癌的食品。黄花菜含有丰富的卵磷脂，有较好的健脑、抗衰老作用，对注意力不集中、记忆力减退、脑动脉阻塞等症状有特殊疗效，故人们称之为"健脑菜"。

特别提示 黄花菜吃之前应先用开水焯一下，再用凉水浸泡2小时以上。烹调时火力要大，彻底加热，每次食用量不宜过多。

☺ 最佳搭配

黄花菜 + 马齿苋 = 清热解毒、降低血压

黄花菜 + 鳝鱼 = 可以通血脉、利筋骨

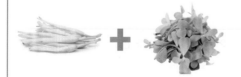

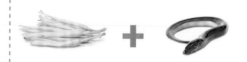

专家这样讲

黄花菜食用宜忌

情志不畅、心情抑郁、气闷不舒、神经衰弱、健忘失眠者，气血亏损、体质虚弱、心慌气短、阳痿早泄以及各种出血病患者，妇女产后体弱缺乳、月经不调者，可常食黄花菜。但皮肤瘙痒症、支气管哮喘患者不宜食用。

凉拌黄花菜

材料 干黄花菜500克，葱10克，盐3克，红油3毫升。

做法

1. 将干黄花菜放入水中浸泡并仔细清洗后，捞出；葱洗净，切成葱花。
2. 在锅中加水，烧沸，下入黄花菜稍焯后，装入碗中。
3. 然后在黄花菜碗内加入葱、盐、红油，一起拌匀即可。

功效解读 黄花菜可降低血压和血脂，还能健脑、抗衰老，常食可预防动脉硬化、脑梗死以及阿尔茨海默病等。

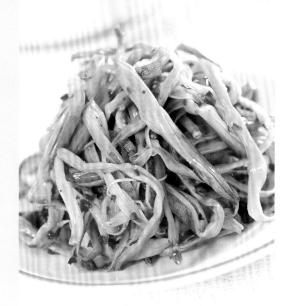

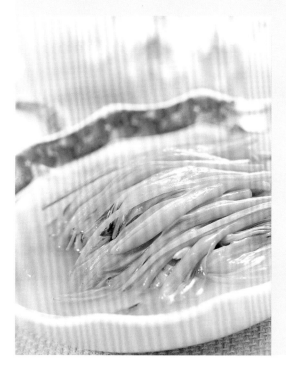

上汤黄花菜

材料 黄花菜300克，胡萝卜丝适量，盐3克，鸡精2克，上汤适量。

做法

1. 将黄花菜清洗干净，沥水。
2. 锅置火上，烧沸上汤，下入黄花菜、胡萝卜丝。
3. 调入盐、鸡精，装盘即可。

功效解读 本品具有降低血压、血糖及滋阴润燥等功效，适合高血压、糖尿病、阴虚口渴等患者食用。

空心菜

清热利尿
凉血解毒

适用量： 每日80～100克。

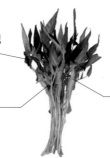

● **降压关键词**
降低血压、降脂减肥

● **性味**
性平，味甘

● **归经**
归肝、心、大肠、小肠经

空心菜富含钾、钙等元素，可有效降低血压。实验证明，空心菜的水浸出液，能够降低胆固醇、甘油三酯，是减肥降脂的佳品。

🔍 食疗功效

空心菜具有促进肠道蠕动、通便解毒、清热凉血、利尿降压的功效，可用于防热解暑，对食物中毒、吐血、鼻出血、尿血、小儿胎毒、痈疮、疔肿、丹毒等症有一定的食疗作用。

🔍 选购保存

以色正、鲜嫩、茎条均匀、无枯黄叶、无病斑、无须根者为优。空心菜不耐久存，可选购带根的空心菜，放入冰箱中冷藏可保鲜5～6天。

🔍 对并发症的益处

空心菜中含胰岛素样物质，特别是紫色空心菜中胰岛素样物质的含量更高，能抑制血糖升高。空心菜所含的膳食纤维能促进胃肠蠕动，减少消化系统对糖分的吸收。

特别提示 空心菜营养丰富，100克空心菜含钙147毫克，含钙量居叶菜首位。

😊 最佳搭配

空心菜 + 尖椒 = 可以解毒素、降低血压

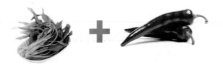

空心菜 + 橄榄油 = 可以防止机体老化

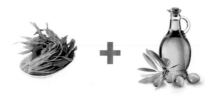

专家这样讲

空心菜食用宜忌

空心菜的营养价值很高，对很多病症都有很好的食疗作用，高血压、头痛、糖尿病、鼻出血、便秘、淋浊、痔疮、痈肿等患者可经常食用空心菜。但空心菜性寒滑利，体质虚弱、脾胃虚寒、大便溏泄者要慎食，血压低者要禁食，女性月经期间应少食或不食。

椒丝空心菜

材料 空心菜400克，红椒1个，鸡精、盐各3克，蚝油5毫升，蒜蓉、油各适量。

做法

1. 将空心菜去头洗净，切段备用；红椒洗净，切丝备用。
2. 锅洗净，置于火上，加入适量的油，以大火将油烧热，放入蒜蓉爆香。
3. 将空心菜、红椒一起倒入锅中略炒，最后加入盐、鸡精、蚝油炒至味道均匀，装盘即可食用。

功效解读 空心菜含有钾、氯等可以调节水液平衡、降低血压的元素，可降低肠道的酸度，预防肠道内的菌群失调，对防癌有益。空心菜所含的粗纤维具有促进肠蠕动、通便解毒的作用，非常适合高血压、高脂血症、便秘、癌症等患者食用。

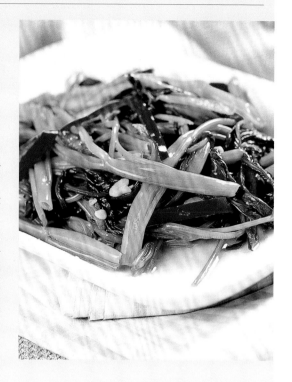

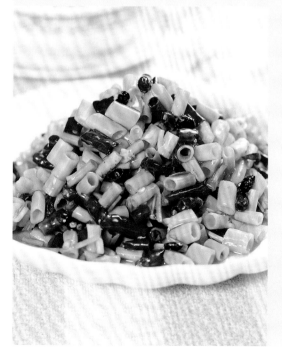

尖椒炒空心菜梗

材料 空心菜500克，尖椒50克，盐、味精各2克，蒜10克，醋10毫升，油适量。

做法

1. 将尖椒洗净，去蒂，去子，切段；蒜去皮切粒备用；空心菜择洗干净，去叶留梗，切段备用。
2. 锅上火，注入油烧热，放入尖椒段、蒜粒炒香。
3. 倒入空心菜梗，调入盐、味精、醋，炒匀入味即可。

功效解读 空心菜对高血压、高脂血症都有较好的食疗作用，还能促进胃肠蠕动，预防便秘，避免高血压患者因排便过于用力引发血压升高，发生脑出血、猝死等。

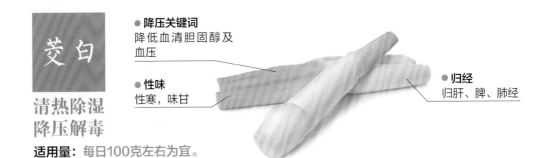

茭白

清热除湿
降压解毒

适用量： 每日100克左右为宜。

● **降压关键词**
降低血清胆固醇及
血压

● **性味**
性寒，味甘

● **归经**
归肝、脾、肺经

茭白含有机氮素，并以氨基酸状态存在，能提供硫元素，可有效降低血清胆固醇及血压、血脂，常食对高血压、冠心病以及高脂血症有较好的食疗效果。

食疗功效

茭白既能利水消肿、退黄疸，又可辅助治疗小便不利、黄疸型肝炎等病症。茭白还有清热解暑、除烦止渴、补虚健体、减肥美容等功效。

选购保存

宜选购新鲜脆嫩、水分足、无黑点的茭白。茭白水分极高，若放置过久，会丧失鲜味，最好即买即食。

对并发症的益处

茭白有利水祛湿的作用，常食可减肥降脂，对高血压合并高脂血症、肥胖症患者大有好处。此外，糖尿病患者也可经常食用。

特别提示 患肾脏疾病、尿路感染或尿中草酸盐结晶的患者不宜食用。

☺ 最佳搭配

茭白 + 芹菜 = 可以有效降低血压

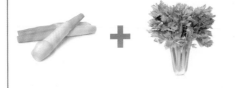

茭白 + 番茄 = 清热解毒、利尿降压

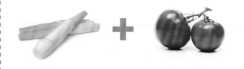

专家这样讲

茭白食用宜忌

茭白的营养价值很高，对很多病症都有很好的食疗功效，高血压患者、黄疸肝炎患者、产后乳汁缺少的妇女、饮酒过量和酒精中毒的患者可经常食用茭白。但患肾脏疾病、尿路结石或尿中草酸盐类结晶较多的患者不宜食用。

辣椒炒茭白

材料 茭白250克，辣椒50克，盐3克，葱花、蒜蓉各5克，味精1克，油适量。

做法

1. 茭白洗净，切丝；辣椒洗净，切成段。
2. 锅中加水烧开，下入茭白丝，稍焯后捞出，可去掉其中含有的草酸。
3. 炒锅入油烧热，下入蒜蓉、葱花、辣椒，爆香后加入茭白丝一起拌炒，待熟后调入盐、味精即可。

功效解读 茭白是典型的低热量、低脂肪食物，能降压、利尿，适合高血压、水肿、高脂血症、肥胖等患者食用。

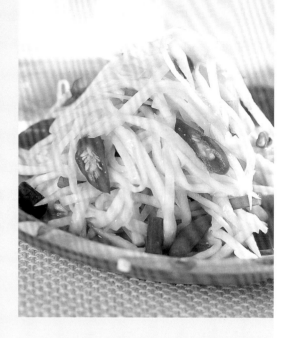

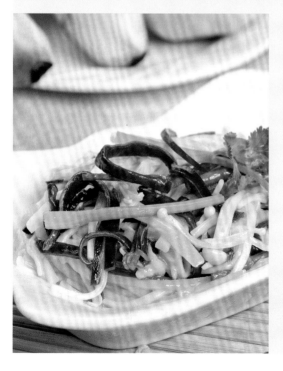

金针菇炒茭白

材料 茭白350克，金针菇150克，水发黑木耳50克，姜丝3克，辣椒、香菜、盐、白糖、醋、香油、油各适量。

做法

1. 茭白去外皮，洗净切丝，入沸水中焯烫，捞出。
2. 金针菇洗净，切掉老化的柄，入沸水中焯烫，捞出；辣椒洗净，去子，切细丝；黑木耳切细丝；香菜洗净，切段。
3. 油锅烧热，爆香姜丝、辣椒丝，再放入茭白丝、金针菇、黑木耳炒匀，最后加调料调味，放入香菜段，装盘即可。

功效解读 茭白可有效降低血清胆固醇；金针菇是高钾低钠食品，可防治高血压；黑木耳可有效降低血压，防止血液凝固。故本菜对高血压患者有很好的食疗作用。

白萝卜

下气消食
解毒通便

● **降压关键词**
降低血脂、软化血管、
稳定血压

● **性味**
性凉，味辛、甘

● **归经**
归胃、肺经

适用量： 每日60克左右。

白萝卜含有丰富的钾元素，能有效预防高血压。常吃白萝卜可降低血脂、软化血管、稳定血压，还可预防冠心病、动脉硬化、胆石症等疾病。

食疗功效

白萝卜能促进新陈代谢、增强食欲、化积滞、化痰清热、帮助消化，对食积腹胀、吐血、消渴、痢疾、头痛、排尿不利等症有食疗作用。常吃白萝卜可降低血脂、软化血管、稳定血压，还可预防冠心病、动脉硬化、胆石症等。

选购保存

选购时以个体大小均匀、表面光滑的白萝卜为优。保存白萝卜最好能带泥存放，如果室内温度不高，可放在阴凉通风处，也可洗净放入冰箱保鲜。

对并发症的益处

白萝卜富含香豆酸等活性成分，能够降低血糖、胆固醇，促进脂肪代谢，适合高血压、糖尿病、高脂血症、肥胖症等患者食用。

特别提示 白萝卜主泻，胡萝卜为补，所以两者最好不要同食。

☺ 最佳搭配

白萝卜 + 紫菜 = 可清除肺热、治咳嗽

白萝卜 + 金针菇 = 可以治疗消化不良

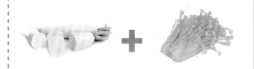

专家这样讲

白萝卜食用宜忌

白萝卜的营养价值很高，对很多病症都有很好的食疗功效，高血压、糖尿病、心血管疾病、咳嗽痰多、鼻出血、腹胀停食、腹痛等患者可经常食用。但阴盛偏寒体质者、脾胃虚寒者、胃及十二指肠溃疡者、慢性胃炎者、先兆流产及子宫脱垂者不宜多食。

酸甜白萝卜条

材料 白萝卜300克，干红辣椒3个，白醋10毫升，白糖5克，盐3克，味精少许。

做法

1. 白萝卜去皮，洗净，切成厚长条，然后加适量的盐腌制半小时，备用。

2. 干红辣椒洗净，切丝备用。

3. 用凉开水将腌好的白萝卜条冲洗干净，沥干水，盛盘；将调味料一起放入白萝卜条里拌匀，撒上干红辣椒丝，15分钟后即可食用。

功效解读 白萝卜可降低血脂、软化血管、稳定血压，并可预防冠心病、动脉硬化等病。

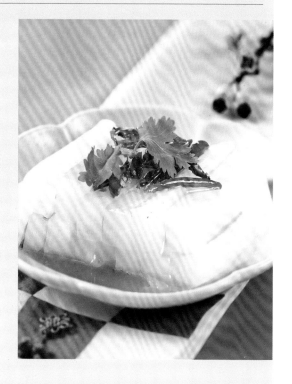

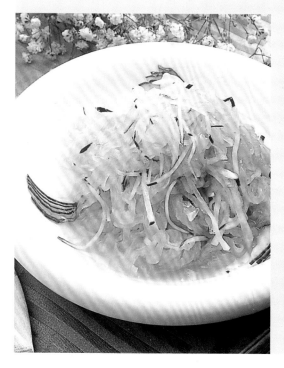

白萝卜拌海蜇

材料 白萝卜100克，海蜇200克，黄瓜50克，盐3克，香油、白醋各适量。

做法

1. 白萝卜去皮洗净，切丝；海蜇洗净，切丝；黄瓜洗净，切片。

2. 锅中加入适量清水烧沸，分别将白萝卜、海蜇焯熟（焯海蜇的时间不要过长，以免太熟）后，捞出沥干，再装盘，然后加盐、香油、白醋一起拌匀，将切好的黄瓜片摆盘即可。

功效解读 白萝卜属于典型的高钾低钠食物，可有效降低血压；海蜇能扩张血管、降低血压，同时也可预防肿瘤，抑制癌细胞的生长；黄瓜能清热泻火、降压降糖。本品适合高血压、高脂血症、肥胖症等患者食用。

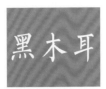

黑木耳

益气强身
活血止血

适用量： 干品每日约15克。

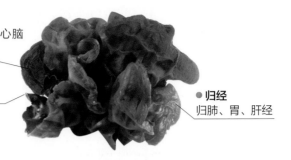

● **降压关键词**
降低血压，预防心脑
血管疾病

● **性味**
性平，味甘

● **归经**
归肺、胃、肝经

黑木耳含丰富的钾，是优质的高钾食物，可有效降低血压，防止血液凝固，有助于减少动脉硬化、冠心病等疾病的发生，是心脑血管疾病患者的优选食物。

🔍 食疗功效

黑木耳具有补气血、滋阴、补肾、活血、通便等功效，对便秘、痔疮、胆结石、肾结石、膀胱结石及心脑血管疾病等病症有食疗作用。

🔍 选购保存

优质干黑木耳乌黑光润，背面略呈灰白色，质轻，身干肉厚，朵形整齐，表面有光泽，耳瓣舒展，朵片有弹性，嗅之清淡无味。保存时，可以用塑料袋装好，扎紧口密封，常温或冷藏保存均可。

🔍 对并发症的益处

黑木耳中所含的多糖成分具有调节血糖的功效，对高血压、糖尿病患者有很好的食疗作用。

特别提示 优质干黑木耳应是清淡无味的，且越是优质的黑木耳吸水膨胀性越好。

☺ 最佳搭配

黑木耳 + 绿豆 = 可以降低血压、消暑

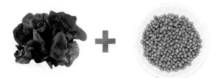

黑木耳 + 银耳 = 可以提高人体免疫力

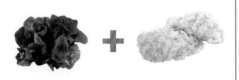

专家这样讲

黑木耳食用宜忌

黑木耳的营养价值很高，对许多病症都有很好的食疗功效，一般人皆可食用，尤其适合脑血栓、冠心病、癌症、硅沉着病、结石、肥胖等病症患者食用。黑木耳较难消化，并具有一定的滑肠作用，故脾虚消化不良或大便溏稀者慎食。

黄瓜炒黑木耳

材料 水发黑木耳50克，黄瓜200克，盐、味精、香油、白糖、油各适量。

做法

1. 将黄瓜洗净，切片，加盐腌10分钟左右，装入盘中。

2. 将所有调味料调成味汁。

3. 将黑木耳洗净，泡发（将蒂部坚硬的部分去掉），撕成小片，入油锅中与黄瓜一起炒匀，再加入调味汁炒入味即可。

功效解读 本品具有降血压、降血脂、清热泻火、保护血管等功效，适合高血压、高脂血症、便秘等患者食用。

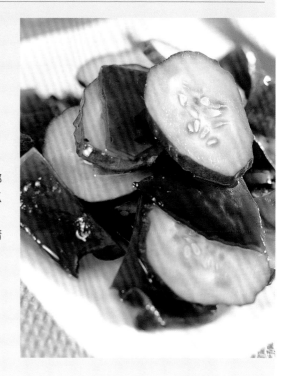

笋尖拌木耳

材料 黑木耳250克，莴笋尖50克，红椒30克，醋8毫升，香油10毫升，盐3克，味精2克。

做法

1. 将黑木耳洗净，泡发，切成大片，放入开水中焯熟，捞起沥干。

2. 莴笋尖去皮，洗净，切薄片；红椒洗净，切小块，一起放开水中焯至断生，捞起沥干。

3. 把黑木耳、莴笋片、红椒与调味料一起装盘，拌匀即可。

功效解读 黑木耳和莴笋搭配同食，具有利尿、降低血压、预防心律不齐的作用，还能改善消化系统和肝脏功能。

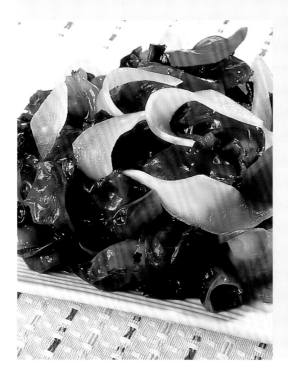

银耳

补脾开胃 益气清肠

● 降压关键词
防止钙流失，防治高血压

● 性味
性平，味甘

● 归经
归肺、胃、肾经

适用量： 每日20克为宜。

银耳含丰富的维生素 D，能防止钙的流失，对防治高血压大有益处。因其含硒等微量元素，故其还可以增强机体抗肿瘤的能力。

🔍 食疗功效

银耳是一味滋补良药，滋润而不腻滞，具有滋补生津、润肺养胃的功效。主要用于辅助治疗虚劳、咳嗽、痰中带血、津少口渴、病后体虚、气短乏力等病症。

🔍 选购保存

宜选购嫩白晶莹、略带乳黄的银耳。干品要注意防潮，用塑料袋装好，封严，常温或冷藏保存均可。

🔍 对并发症的益处

银耳含有钙、镁、钾、铁、磷等多种矿物质，有助于控制血糖升高。银耳所含的热量很低，又含有丰富的膳食纤维，能有效地延缓血糖上升，是糖尿病患者的理想食物。

特别提示 银耳既是名贵的滋补佳品，又是扶正强壮的补药。

☺ 最佳搭配

银耳 + 莲子 = 可滋阴润肺、降低血压

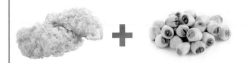

银耳 + 鹌鹑蛋 = 可以健脑、强身

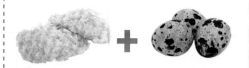

专家这样讲

银耳食用宜忌

一般人皆可食用银耳，尤其适合虚劳咳嗽、肺痈、肺结核、痰中带血、虚热口渴、便秘下血、妇女崩漏、心悸失眠、神经衰弱、盗汗遗精、白细胞减少症、高血压、动脉粥样硬化、肿瘤、肝炎、老年慢性支气管炎、肺源性心脏病患者食用。

雪梨银耳枸杞汤

材料 银耳30克，雪梨1个，枸杞10克，冰糖、葱花各适量。

做法

1. 雪梨洗净，去皮、去核，切小块待用。
2. 银耳泡半小时后，洗净，撕成小朵；枸杞洗净待用。
3. 锅中倒入清水，放银耳，大火烧开，转小火将银耳炖烂，放入枸杞、雪梨、冰糖，炖至梨熟，撒葱花即可。

功效解读 银耳中含有蛋白质、脂肪和多种氨基酸、矿物质及肝糖。银耳中蛋白质含有人体所必需的17种氨基酸，它不但能降低血压和血脂，还能补充营养，改善患者体质。

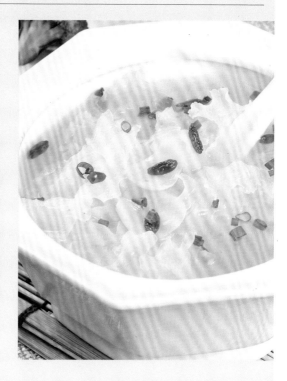

银耳山药羹

材料 山药200克，银耳30克，白糖15克，水淀粉5克。

做法

1. 山药去皮，洗净，切块；银耳洗净，用水泡2小时至软，然后去硬蒂，切细末。
2. 砂锅洗净，将山药、银耳放入锅中，倒入适量水煮开。
3. 加入白糖调味，再加入水淀粉，搅拌均匀即可食用。

功效解读 银耳可滋阴润燥、清热泻火，还能降压降脂。山药可益气补虚、降低血压。两者搭配同食，对阴虚火旺的高血压患者有很好的食疗效果。

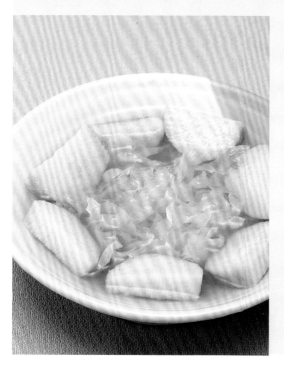

荠菜

利水止血
养肝明目

适用量： 每日60克左右。

● **降压关键词**
适合高血压及冠心病
患者食用

● **性味**
性凉，味甘、淡

● **归经**
归肝、胃经

荠菜含有乙酰胆碱、谷甾醇和季胺化合物，不仅可以降低血液及肝脏中胆固醇、甘油三酯的含量，而且还有降血压的作用。

食疗功效

荠菜有健脾利水、止血解毒、降压明目、预防冻伤的功效，并对糖尿病、白内障有食疗作用，还可促进大肠蠕动，进而促进排便。

选购保存

宜选购单棵生长的荠菜。红叶的荠菜香味更浓，风味更好。荠菜去掉黄叶老根，洗干净后，用开水焯一下，沥干水分，按每顿的食量分成小包，放入冷冻室保存。

对并发症的益处

荠菜所含的黄酮苷、芸香苷等成分能扩张冠状动脉，所含的香叶木苷能降低毛细血管的通透性和脆性，常食荠菜可防治高血压、冠心病、脑出血、动脉硬化等并发症。

特别提示 高血压患者可取荠菜花、夏枯草各30克，水煎服，常饮可控制血压。

☺ 最佳搭配

荠菜 + 豆腐 = 可降低血压、止血

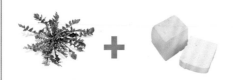

荠菜 + 黄鱼 = 可以利尿、止血

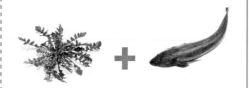

专家这样讲

荠菜食用宜忌

一般人皆可食用荠菜，尤其适合痢疾、水肿、淋病、吐血、便血、血崩、月经过多、目赤肿痛病症者以及高脂血症、高血压、冠心病、肥胖症、糖尿病、肠癌、痔疮患者食用。但便清泄泻及素日体弱者不宜常食。

荠菜粥

材料 鲜荠菜、粳米各100克，盐适量。

做法

1. 将鲜荠菜择洗净，切成2厘米长的节。
2. 将粳米淘洗干净，放入锅内，煮至将熟。
3. 把切好的荠菜放入锅内，用小火煮至熟，以盐调味即可。

功效解读 本品有健脾养胃、润肠通便的功效。荠菜含有大量的粗纤维，食用后可增强大肠蠕动，促进排泄，从而促进新陈代谢，有助于防治高血压、冠心病、肥胖症、糖尿病、肠癌及痔疮等。粳米可补气健脾，改善胃肠功能。因此，此粥适合胃肠功能不佳、食后腹胀、便秘的高血压患者食用。

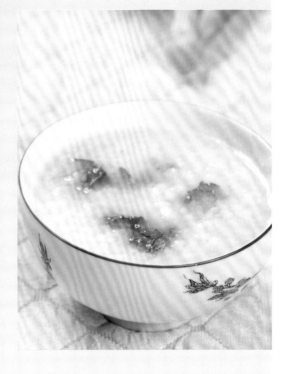

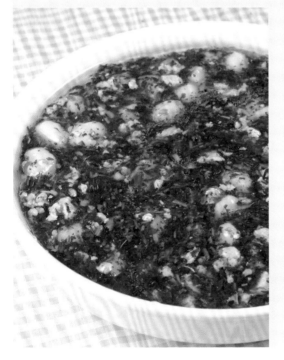

荠菜四鲜宝

材料 荠菜、鸡蛋、虾仁、鸡丁、草菇各适量，鸡精2克，淀粉5克，料酒3毫升，盐3克，油适量。

做法

1. 鸡蛋蒸成水蛋；荠菜、草菇洗净，切丁。
2. 将虾仁、鸡丁用盐、鸡精、料酒、淀粉上浆后，放入四成热的油中滑油备用。
3. 锅中加入清水、虾仁、鸡丁、草菇丁、荠菜末烧沸后，用剩余调料调味，勾芡浇在水蛋上即可。

功效解读 本品营养丰富，可清热降压、益智补脑，对高血压以及老年性疾病患者有很好的食疗作用。

猕猴桃

软化血管
抗肿消炎

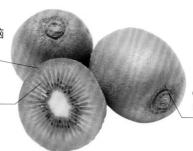

● 降压关键词
降低血压，预防心脑
血管疾病

● 性味
性寒，味甘、酸

● 归经
归胃、膀胱经

适用量： 每日1~2个。

> 猕猴桃属于高钾水果，能有效降低血压，非常适合高血压患者食用。猕猴桃还含有丰富的果胶，可降低血液中胆固醇的含量，常食还能预防心脑血管疾病。

🔍 食疗功效

猕猴桃有生津解热、调中下气、止渴利尿、滋补强身之功效。猕猴桃还含有硫醇蛋白的水解酶和超氧化物歧化酶，具有养颜、提高免疫力、抗癌、抗衰老、抗肿消炎的功能，含有的血清促进素还具有稳定情绪的作用。

🔍 选购保存

以无破裂、无霉烂、无皱缩、稍有柔软感，气味清香的猕猴桃为佳，果实越大质量越好。

🔍 对并发症的益处

猕猴桃含有丰富的维生素 C，能预防由高血压引起的心脑血管疾病以及感染性疾病。猕猴桃还含有一种天然糖醇类物质——肌醇，对调节脂肪代谢、降低血脂有较好的疗效。

特别提示 还未成熟的猕猴桃可以和苹果放在一起，苹果会释放具有催熟作用的乙烯，从而让未成熟的猕猴桃成熟。

☺ 最佳搭配

猕猴桃 + 橙子 = 可以预防关节磨损

猕猴桃 + 薏米 = 可以抑制癌细胞

专家这样讲

猕猴桃食用宜忌

胃癌、食管癌、肺癌、乳腺癌、高血压、冠心病、黄疸肝炎、关节炎、尿道结石患者，食欲不振者，消化不良者，老弱体虚者，情绪不振者，可经常食用猕猴桃。但脾胃虚寒者、腹泻便溏者和妊娠的女性不宜食用猕猴桃。

草莓猕猴桃汁

材料 草莓100克，芦笋50克，猕猴桃1个，蜂蜜少许。

做法

1. 猕猴桃去皮，切块。
2. 草莓洗净，去蒂；芦笋洗净，切段。
3. 将草莓、芦笋、猕猴桃放入榨汁机中，搅打成汁，淋入蜂蜜拌匀即可。

功效解读 草莓中含有的丰富的维生素C除了可以预防维生素C缺乏病以外，对动脉硬化、冠心病、心绞痛、脑出血、高血压、高脂血症也有积极的预防作用；芦笋含钾，可降压利尿，对高血压患者也大有益处；猕猴桃也是高钾食物，可有效降低血压。因此，高血压患者常食本品，有较好的食疗作用。

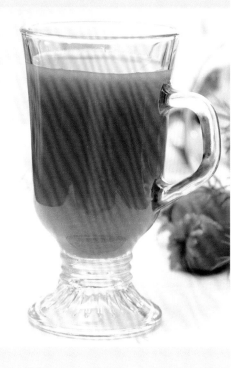

第二章 压食材
细数60种超级降

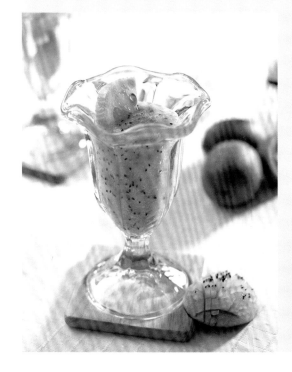

猕猴桃柠檬汁

材料 猕猴桃3个，柠檬半个，冰块1/3杯，蜂蜜少许。

做法

1. 猕猴桃洗净，去皮，每个切成四块备用。
2. 在果汁机中放入柠檬、猕猴桃以及冰块，搅打均匀。
3. 把猕猴桃汁倒入杯中，淋入蜂蜜拌匀，装饰柠檬片即可。

功效解读 猕猴桃含丰富的钾，能促进体内钠盐的排出，从而有效降低血压。猕猴桃与柠檬均含丰富的维生素C，能有效扩张血管，预防动脉硬化。本品还具有解热利尿、调中下气、生津止渴、滋补强身之功效，对高血压患者大有益处，常饮还能增强患者的免疫力。

金橘

理气解郁 化痰醒酒

适用量： 每日100克左右。

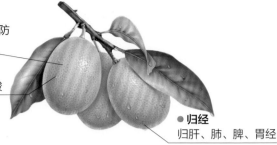

● **降压关键词**
双向调节血压，预防血管硬化和冠心病

● **性味**
性温，味辛、甘、酸

● **归经**
归肝、肺、脾、胃经

金橘富含维生素 C、金橘苷等成分，对血压具有双向调节的作用，可防止血管破裂、降低毛细血管脆性、减缓血管硬化。高血压、血管硬化及冠心病患者食之非常有益。

食疗功效

金橘有生津、消食、化痰利咽、醒酒的作用，是腹胀、咳嗽多痰、烦渴、咽喉肿痛患者的食疗佳品。常食金橘还可以增强机体的抗病能力，预防感冒。

选购保存

要选择果皮颜色金黄、平整、柔软的金橘。将金橘放在阴凉、干燥、通风处可保存 3 ~ 5 天，放置冰箱中可存放一周。

对并发症的益处

金橘含有的维生素 P，是维护血管健康的重要营养素，能增强微血管弹性，可作为高血压、血管硬化、心脏疾病患者之辅助调养食物。此外，金橘的果皮对肝脏的解毒、眼睛的养护、免疫系统的保健都具有一定的功效。

特别提示 脾弱气虚、糖尿病、口舌生疮、牙龈肿痛者不宜经常食用金橘。

☺ 最佳搭配

金橘 + 生姜 = 可以较好地预防感冒

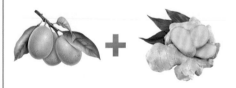

金橘 + 番茄 = 降低血压、美容养颜

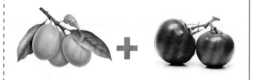

专家这样讲

金橘食用宜忌

金橘的营养价值很高，胸闷郁结、食欲不振、急慢性气管炎、胆囊炎、高血压、高脂血症、血管硬化等患者可经常食用金橘，但脾弱气虚、糖尿病、口舌生疮、牙龈肿痛者不宜常食金橘。

金橘苹果汁

材料 金橘250克,苹果1个,白萝卜80克,蜂蜜少许。

做法

1. 将金橘洗干净备用;苹果、白萝卜洗净,去皮,切成小块备用。

2. 将准备好的金橘、苹果块、白萝卜块、凉开水一起倒入榨汁机内榨成汁,将榨好的果汁倒入杯中。

3. 加入蜂蜜,搅拌均匀即可。

功效解读 金橘的果实富含维生素C、维生素P、金橘苷等成分,具有增强微血管弹性、维护心血管的功能;苹果含膳食纤维,可以预防便秘。本品对高血压、高脂血症以及阴虚咳嗽等患者都有一定的食疗作用。

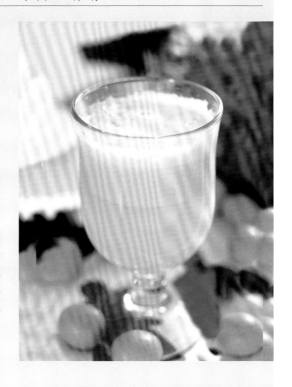

第二章 压食材 细数60种超级降

金橘番石榴汁

材料 金橘8个,番石榴半个,苹果50克,蜂蜜少许。

做法

1. 番石榴洗净,切块;苹果洗净,切块;金橘洗净,切开;将三者一起放入榨汁机中。

2. 将凉开水、蜂蜜加入榨汁机中,与切好的番石榴、苹果、金橘一起搅拌成果泥状,滤出果汁即可。

功效解读 番石榴营养丰富,维生素C含量较高,对高血压、高脂血症、糖尿病都有食疗作用;金橘和苹果对高血压患者有较好的食疗效果。因此,本品有保护血管、改善血管功能的作用,适合高血压、冠心病等心血管疾病患者饮用。

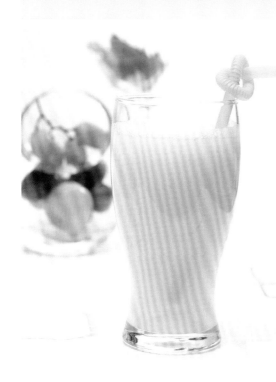

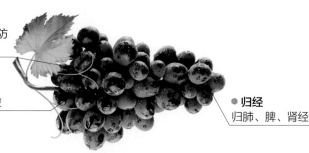

葡萄

滋阴养血
降压降脂

● **降压关键词**
降低血压，预防血栓形成

● **性味**
性平，味甘、酸

● **归经**
归肺、脾、肾经

适用量： 每日100克左右为宜。

葡萄含丰富的钾，能有效降低血压。研究证明葡萄能比阿司匹林更好地预防血栓形成，并且能降低人体血清胆固醇浓度，降低血小板的凝聚力，对预防由高血压引起的心脑血管疾病有一定作用。

食疗功效

葡萄具有滋补肝肾、养血益气、强壮筋骨、生津除烦、健脑养神的功效。葡萄中含有丰富的酒石酸，有助于消化。葡萄中所含天然聚合苯酚，能与细菌及病毒中的蛋白质化合，可以杀灭脊髓灰白质病毒。

选购保存

购买葡萄时可以摘底部一颗尝尝，如果果肉香甜，则整串都很甜。葡萄保鲜时间很短，购买后最好尽快吃完。若有剩余，可用保鲜袋密封，放入冰箱内，这样能保存4～5天。

对并发症的益处

葡萄中的糖主要是葡萄糖，能很快地被人体吸收，可缓解人体的低血糖症状。葡萄中含的类黄酮是一种强力抗氧化剂，可清除体内自由基，抗衰老，预防血管和脑组织老化。

特别提示 孕妇不宜多食葡萄，因为葡萄属于酸性食品，多食会影响钙质的吸收。

☺ 最佳搭配

葡萄 + 枸杞 = **降低血压、养血养颜**

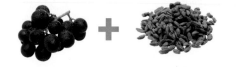

葡萄 + 薏米 = **可以健脾、祛湿**

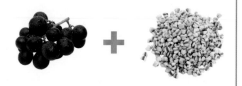

专家这样讲

葡萄食用宜忌

高血压、冠心病、癌症、肾炎水肿、神经衰弱、风湿性关节炎患者，过度疲劳、体倦乏力、形体羸瘦、肺虚咳嗽、盗汗者，儿童和贫血患者可经常食用葡萄；孕妇不宜食用。

葡萄芦笋苹果饮

材料 葡萄、芦笋各100克，苹果1个。

做法

1. 葡萄洗净，剥皮；苹果洗净，去皮和果核，切块。
2. 芦笋洗净，切段。
3. 将苹果、葡萄、芦笋放入榨汁机，榨汁即可饮用。

功效解读 葡萄可滋阴补血、补肝肾、降血压、健脑安神，对由高血压、贫血以及肝火旺盛引起头晕、失眠的患者有很好的食疗作用；芦笋可降压、利尿，对高血压、高脂血症和肥胖症等患者都有益处；苹果可健脾益气、改善胃肠道功能。因此，高血压患者常饮本品既可降血压，又能补气血、通便。

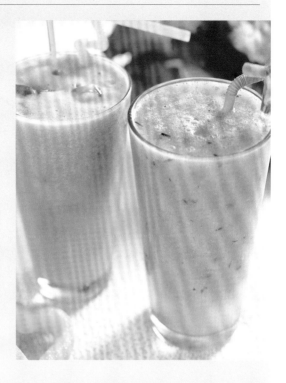

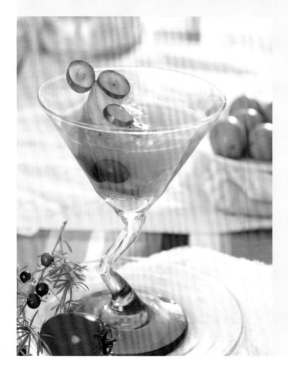

葡萄苹果汁

材料 红葡萄150克，苹果1个，碎冰适量。

做法

1. 红葡萄洗净；苹果去皮，切几片留待装饰用。
2. 把剩余苹果切块，与葡萄一起入榨汁机榨成汁。
3. 碎冰倒在成品上，装饰苹果片。

功效解读 本品中葡萄与苹果均能降低人体血清胆固醇浓度，并且含有大量能保护心血管的维生素C，有助于预防高血压、动脉硬化等。

苹果

生津止渴
消暑除烦

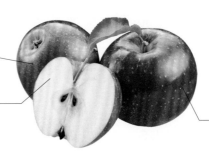

- **降压关键词**
  富含钾，可降低血压

- **性味**
  性凉，味甘、微酸

- **归经**
  归脾、肺经

适用量： 每日1个为宜。

苹果中含丰富的钾，能促进钠从尿液排出，预防水钠潴留的发生。因此，对于摄入盐过多的高血压患者，多吃苹果可以将体内的钠盐清除，使血压下降。

🔍 **食疗功效**

苹果具有润肺、健胃、生津、止渴、消食、醒酒的功能，而且对癌症有良好的食疗作用。苹果含有大量的纤维素，常吃可以使肠道内胆固醇含量减少，缩短排便时间，能预防直肠癌。

🔍 **选购保存**

苹果应挑大小适中、果皮光洁的。放在阴凉处可以保存7～10天，装入塑料袋放入冰箱可以保存更长时间。

🔍 **对并发症的益处**

苹果含有丰富的铬，能提高糖尿病患者对胰岛素的敏感性；苹果中所含的钾，有降低血压、预防心脑血管并发症的作用；苹果酸可以稳定血糖，预防老年性糖尿病。

特别提示 苹果最好早上吃。中医认为，人体在上午时是脾胃活动最旺盛的时候，这时候吃水果有利于身体吸收。

☺ **最佳搭配**

苹果＋洋葱＝可降压降脂、保护心脏

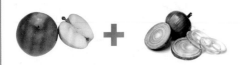

苹果＋银耳＝润肺止咳、降压降脂

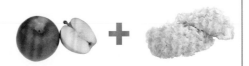

专家这样讲

苹果食用宜忌

慢性胃炎、消化不良、气滞不通、慢性腹泻、神经性结肠炎、便秘、高血压、高脂血症、肥胖症、癌症、贫血患者和维生素C缺乏者可经常食用苹果，但脾胃虚寒者不宜常食苹果。

芹菜苹果汁

材料 芹菜80克，苹果50克，胡萝卜60克，蜂蜜少许。

做法

1. 将芹菜洗净，切成段。
2. 将苹果洗净，去皮去核，切成块；胡萝卜洗净，切成块。
3. 将所有的原料倒入榨汁机内，搅打成汁，加入蜂蜜即可。

功效解读 芹菜中含有酸性的降压成分，有明显的降压作用，同时它还含有利尿的有效成分，可消除体内的水钠潴留；胡萝卜能有效改善微血管循环，降低血脂，增加冠状动脉血流量，具有降压、强心等作用；苹果含钾，可降低血压，预防便秘。因此，本品适合高血压患者饮用。

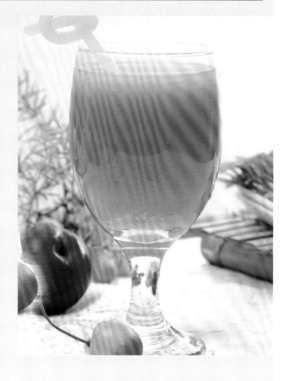

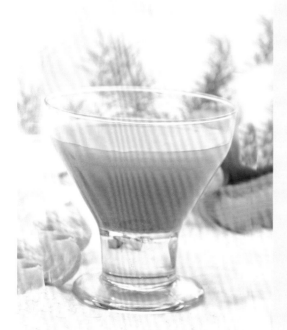

苹果橘子汁

材料 橘子、苹果各1个，姜50克。

做法

1. 将橘子去皮、去子。
2. 将苹果洗净，留皮去核，切成块；姜洗净，切片。
3. 将所有的材料放入榨汁机内，搅打2分钟即可饮用。

功效解读 橘子含丰富的维生素C，能软化血管，预防心脑血管疾病；苹果富含维生素、果胶和膳食纤维，可降低血中胆固醇的含量，降低血压，还能预防便秘。

桃子

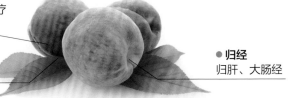

**养阴生津
润燥活血**

● **降压关键词**
降低血压，辅助治疗
高血压

● **性味**
性温，味甘、酸

● **归经**
归肝、大肠经

适用量：每日1个为宜。

桃子中含有丰富的钾元素，可以帮助体内排出多余的盐分，有助于降低血压。桃仁提取物有抗凝血作用，并能使血压下降，可用于高血压患者的辅助治疗。

食疗功效

桃子具有补心、解渴、充饥、生津之功效，含有丰富的有机酸和纤维素，能促进消化液的分泌，促进胃肠蠕动，增加食欲，有助于消化。

选购保存

好的桃子果体大，形状端正，外皮无伤、无虫蛀斑，果色鲜亮，成熟时果皮多为黄白色，顶端和向阳面现微红，手感不软不硬。桃子宜放入冰箱冷藏保存。

对并发症的益处

桃子的含铁量较高，是缺铁性贫血患者的理想食物；桃子中含膳食纤维，能加速胃肠道的蠕动，有效预防便秘；桃子还含果胶，能推迟食物的排空，延缓人体对糖分的吸收，从而可控制血糖的升高。

特别提示 食用鲜桃前要将桃毛洗净，以免刺入皮肤，引起皮疹，或吸入呼吸道，引起咳嗽、咽喉刺痒等症状。

☺ 最佳搭配

桃子 + 莴笋 = 增强营养、降低血压

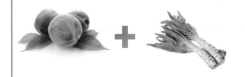

桃子 + 牛奶 = 滋养皮肤、补充营养

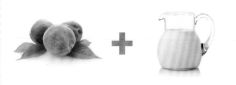

专家这样讲

桃子食用宜忌

桃子尤其适合高血压、肠燥便秘、老年体虚、身体瘦弱、心悸气短、阳虚肾亏者食用。但最好不要给婴幼儿喂食桃子，因为桃子中含有大量的大分子物质，婴幼儿肠胃透析能力差，无法消化这些物质，易造成过敏反应。

桃汁

材料 桃子1个，胡萝卜30克，牛奶100毫升，柠檬1/4个，蜂蜜适量。

做法

1. 将胡萝卜洗净，去皮；桃子洗净，去皮去核；柠檬取汁。
2. 将胡萝卜、桃子切块，与柠檬汁、牛奶一起放入榨汁机内搅打成汁，滤出果肉。
3. 用蜂蜜调味即可。

功效解读 本品中桃子含有的钾元素可以帮助体内排出多余的盐分，有辅助降低血压的作用；胡萝卜、牛奶均有增强机体免疫力的作用，适合高血压患者食用。

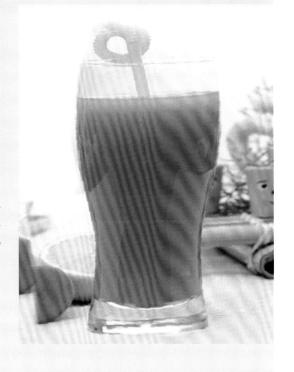

桃子杏仁汁

材料 桃子半个，杏仁粉末半小勺，豆奶200毫升，蜂蜜1小勺。

做法

1. 将桃子洗干净，去皮去核，切块。
2. 将切好的桃子、杏仁粉末、豆奶放入榨汁机内一起搅打成汁，滤出果肉。
3. 用蜂蜜调味即可。

功效解读 本品有辅助降血压、分解体内胆固醇的作用，对于高血压、动脉硬化等心血管疾病有一定的预防作用，同时还能润肠通便、止咳润肺、益智补脑。

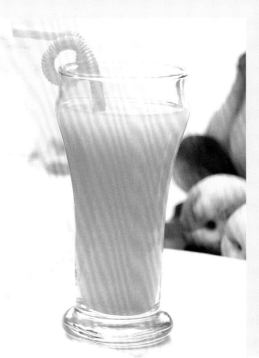

香蕉

清热润肠
养心通便

适用量： 每日1~2根。

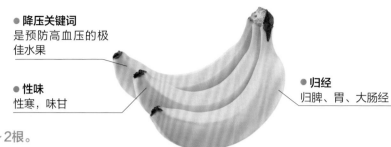

● **降压关键词**
是预防高血压的极
佳水果

● **性味**
性寒，味甘

● **归经**
归脾、胃、大肠经

香蕉中含有的钾能减少机体对钠盐的吸收，故其有降血压的作用。香蕉中还含有血管紧张素转化酶抑制物质，可抑制血压升高。所以，香蕉是预防高血压的极佳水果。

🔍 **食疗功效**

香蕉具有清热、通便、解酒、降血压、抗癌的功效。香蕉中的纤维素可润肠通便，对便秘、痔疮患者大有益处，所含的维生素C是天然的免疫强化剂，可抵抗各类感染。

🔍 **选购保存**

果皮颜色黄黑泛红、稍带黑斑、表皮有皱纹的香蕉风味最佳。将香蕉放在阴凉通风处保存即可。

🔍 **对并发症的益处**

香蕉中富含膳食纤维和维生素C，可促进胃肠蠕动，预防便秘。香蕉还含钾，有利水减肥、降压的作用，适合高血压、肥胖症、高脂血症患者食用。

特别提示 香蕉皮捣烂加上姜汁能消炎止痛；用香蕉皮搓手足，可预防皲裂、冻疮。

☺ **最佳搭配**

香蕉 + 西瓜皮 = 可辅助治疗高血压

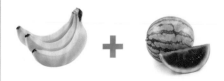

香蕉 + 芝麻 = 补益心脾、养心安神

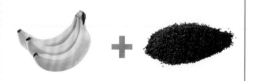

专家这样讲

香蕉食用宜忌

口干烦渴、大便干燥难解、痔疮、肺结核、顽固性干咳、高血压、冠心病、动脉硬化和消化不良等患者可常食香蕉，但慢性肠炎、糖尿病患者及胃酸过多者不宜食用。

香蕉番茄汁

材料 乳酸菌饮料100毫升，番茄1个，香蕉1根。

做法

1. 将番茄洗净后切块。
2. 香蕉去皮，切块。
3. 将番茄、香蕉、乳酸菌饮料、冷开水一起放入榨汁机中榨成汁。

功效解读 香蕉中含有大量的膳食纤维和维生素C，可促进胃肠蠕动，预防便秘，还含钾，有利水减肥、降低血压的作用；番茄中的番茄红素是一种脂溶性生物类黄酮，具有类似胡萝卜素的强力抗氧化作用，可降低血浆胆固醇浓度，有效降低血压；乳酸菌饮料可增强胃肠蠕动功能，有效预防便秘。

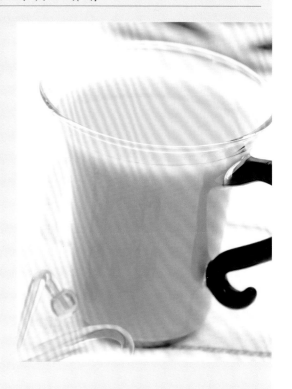

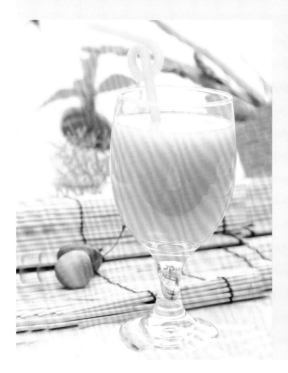

香蕉燕麦牛奶

材料 香蕉1根，燕麦100克，脱脂牛奶200毫升。

做法

1. 将香蕉去皮，切成小段。
2. 燕麦洗净。
3. 将香蕉、燕麦、脱脂牛奶放入榨汁机内，搅打成汁即可。

功效解读 本品中香蕉有抑制血压升高的作用；燕麦有降低心血管和肝脏中的胆固醇、甘油三酯的作用；脱脂牛奶可滋阴润燥，补益中气。常饮本品有助于预防高血压、高脂血症、高胆固醇血症。

梨

**滋阴润肺
化痰止咳**

适用量： 每日1个为宜。

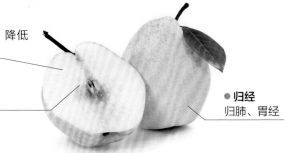

● **降压关键词**
增加血管弹性，降低血压

● **性味**
性寒，味甘

● **归经**
归肺、胃经

梨所含的维生素 B_1 能增强血管弹性、保护心脏、减轻疲劳，维生素 B_2 及叶酸能增强心肌活力、降低血压。梨能清热镇静，对于肝阳上亢或肝火上炎型高血压患者有较好的食疗作用。

食疗功效

梨具有止咳化痰、清热降火、养血生津、润肺去燥、镇静安神的功效，对高血压、心脏病患者和口渴便秘、头晕目眩、失眠多梦者有良好的食疗作用。

选购保存

选购以果体完整、无虫害、无压伤、坚实者为佳。置于室内阴凉处即可，如需冷藏，可装在纸袋中放入冰箱保存2～3天。

对并发症的益处

梨中的果胶含量高，有助于消化、通利大便，能预防高血压性便秘，还可降低血脂，有效预防高脂血症。食梨能防止动脉粥样硬化，抑制致癌物质亚硝胺的形成，从而能起到防癌抗癌的作用。

特别提示 梨树全身都是宝，梨皮、梨叶、梨花、梨根均可入药，有润肺、化痰、清热及解毒等功效。

☺ 最佳搭配

梨 + 银耳 = 润肺止咳、降压降脂

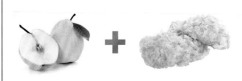

梨 + 核桃 = 清热解毒、润肠通便

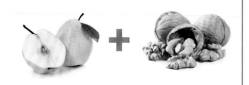

专家这样讲

梨食用宜忌

肺结核、高血压、心脏病、肝炎、肝硬化、小儿百日咳、肺癌患者及演唱人员可常食，饮酒之后或宿醉未解者也可食梨。但脾虚便溏、慢性肠炎、糖尿病患者，产妇和经期中的女性不宜常食。

梨汁

材料 梨1个，橙子半个。

做法

1. 橙子冲洗干净，把外皮和籽去掉，备用。
2. 梨去掉外皮，把籽去掉，洗净，备用。
3. 梨和橙子切块，与冰水一起放入榨汁机内搅打成汁，滤出果肉，倒入杯中即可。

功效解读 本品有保护心脏、降低血压的作用，特别适合肝阳上亢型或肝火上炎型高血压患者，常饮有利于血压恢复正常，还可改善头晕目眩、头痛、烦躁、便秘等症状。

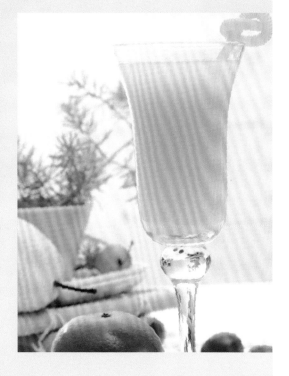

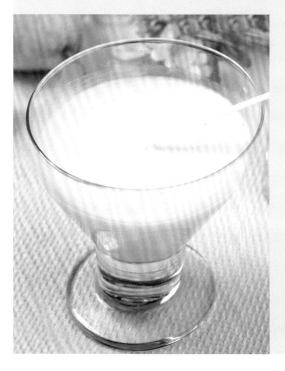

贡梨酸奶

材料 贡梨半个，柠檬20克，酸奶200毫升。

做法

1. 贡梨洗净，去皮去籽，切块，备用；柠檬洗净，切片备用。
2. 将切好的贡梨和柠檬及酸奶放入搅拌机内，搅打成汁即可。

功效解读 贡梨所含维生素B_2及叶酸能增强心肌活力、降低血压、保持身体健康；柠檬富含维生素C和维生素P，能有效降低血压，增强血管的弹性和韧性；酸奶能抑制肠道腐败菌的生长，还含有可抑制体内合成胆固醇还原酶的活性物质，可降低胆固醇和血压。所以，高血压、高脂血症等心血管疾病患者可经常饮用本品。

西瓜

利水利尿
消暑除烦

● **降压关键词**
平衡血压，调节心脏
功能

● **性味**
性寒，味甘

● **归经**
归心、胃、膀胱经

适用量： 每天150~200克为宜。

西瓜营养丰富，不含胆固醇和脂肪，所以不会导致血脂升高。西瓜富含钾以及多种可降低血压的成分，能有效平衡血压、调节心脏功能，有效预防冠心病、动脉硬化等症。

🔍 食疗功效

西瓜具有清热解暑、除烦止渴、降压美容、利水消肿等功效，还富含多种维生素，具有平衡血压、调节心脏功能、预防癌症的作用，可以促进新陈代谢，有软化及扩张血管的功能。常吃西瓜还可以使头发秀丽稠密。

🔍 选购保存

瓜皮表面光滑、花纹清晰，用手指弹瓜可听到"嘭嘭"声的是熟瓜。未切开时可低温保存5天左右，切开后用保鲜膜裹住，放入冰箱，可保存3天左右。

🔍 对并发症的益处

西瓜所含的无机盐能利尿，不含脂肪和胆固醇。西瓜还具有软化血管、降低血脂的作用，适合心血管疾病患者食用。此外，西瓜还有减肥降脂的功效。

特别提示 辨别西瓜生熟，一般规律是"闷声"为熟瓜，"脆声"为生瓜。

☺ 最佳搭配

西瓜 + 冬瓜 = 可以降压、清热、利尿

 +

西瓜 + 鳝鱼 = 可清热利尿、祛风湿

 +

专家这样讲

西瓜食用宜忌

高血压水肿、发热烦渴、高热不退、口干多汗、口疮等病症患者可经常食用西瓜。但脾胃虚寒、慢性肠炎、胃炎、胃及十二指肠溃疡等虚寒体质的人以及糖尿病患者要慎食。

番茄西瓜柠檬饮

材料 西瓜半个，番茄1个，柠檬1/4个。

做法

1. 将西瓜、番茄洗干净，去掉外皮，切成块状，备用。
2. 将西瓜、番茄、柠檬一起放入榨汁机中搅打成汁。
3. 滤出果肉即可。

功效解读 本品清热泻火、利尿降压，常饮可有效降低血压，尤其适合内火旺盛、口干咽燥的高血压患者饮用。

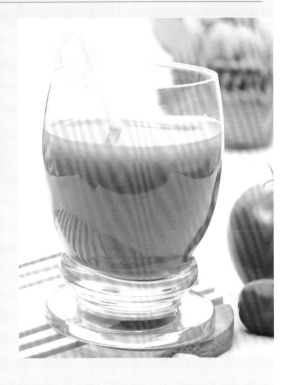

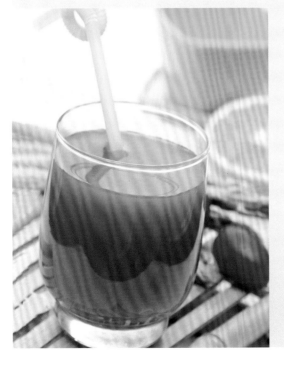

西瓜葡萄柚汁

材料 西瓜150克，芹菜适量，葡萄柚1个，白糖适量。

做法

1. 将西瓜洗净，去皮，去籽；葡萄柚去皮；芹菜去叶，洗净；均切成适当大小的块。
2. 将切好的西瓜、芹菜、葡萄柚放入榨汁机内搅打成汁，滤出果肉。
3. 用白糖调味即可。

功效解读 本品含有钾以及多种降压成分，而且还含有能降低血液中胆固醇含量的天然果胶，对高血压和心血管疾病患者有一定的食疗效果。西瓜味道甘甜多汁，清爽解渴，是盛夏的佳果，为"瓜中之王"，既能祛暑热烦渴，又有很好的利尿作用，因此有"天然的白虎汤"之称。

橙子

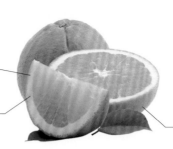

**降气和中
健脾开胃**

● **降压关键词**
降低血压和血脂，保护血管

● **性味**
性凉，味甘、酸

● **归经**
归心、胃、膀胱经

适用量： 每日1~2个。

橙子富含维生素C和胡萝卜素，可以抑制致癌物质的形成，降低胆固醇和血脂，软化和保护血管，促进血液循环。橙子还含钾，可排除体内多余的钠盐，有效降低血压。

食疗功效

橙子具有化痰、健脾、助消化、增食欲、增强毛细血管韧性、降低血脂等功效，对高血压患者有补益作用。经常食用橙子能保持皮肤湿润，增强免疫系统，可防止流感等病毒的侵入。

选购保存

好橙子表皮皮孔较多，摸起来比较粗糙。在常温下，橙子置于阴凉干燥处可保存1~2周，置于冰箱可保存更长时间。

对并发症的益处

研究发现，每天喝3杯橙汁可以降低患心脏病的风险。这是因为橙汁内含有特定的化学成分——类黄酮和柠檬素，可以促进高密度脂蛋白的增加，并运送低密度脂蛋白到体外，有效预防心脑血管疾病。

特别提示 过多食用橙子等柑橘类水果会引起中毒，出现手、足乃至全身皮肤变黄的症状。

☺ 最佳搭配

橙子 + 蜂蜜 = 治胃气不和、呕逆少食

橙子 + 玉米 = 促进维生素的吸收、降低血压

  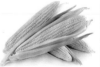

专家这样讲

橙子食用宜忌

高血压、高脂血症等心脑血管疾病患者，流感患者，以及恶心欲吐之人，可经常食用橙子。但糖尿病患者不宜常食橙子。另外，橙子宜常吃但不宜多吃，过食或食用不当对人体反而有害处。

柳橙汁

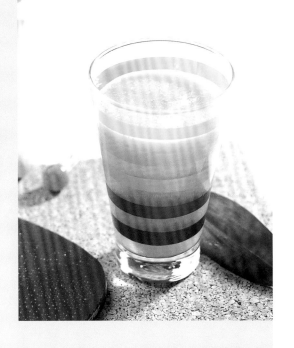

材料 柳橙2个。

做法

1. 柳橙洗净，切成两半，备用。
2. 把洗净切好的柳橙放进榨汁机中，榨出柳橙汁。
3. 把柳橙汁倒入杯中即可。

功效解读 本品含有丰富的钙、钾和维生素C，这三种营养素对降低和调节血压很有帮助，其中所含有的橙皮苷对血管具有明显的扩张作用，能起到降压效果。

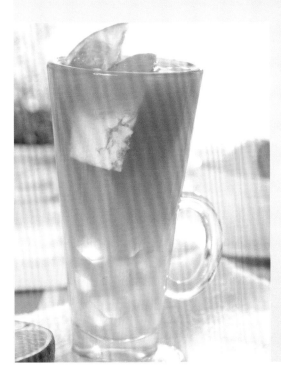

红薯叶柳橙汁

材料 红薯叶50克，苹果、柳橙各半个，冰块适量。

做法

1. 红薯叶洗净；苹果、柳橙去皮去核，切成块。
2. 用红薯叶包裹苹果、柳橙，一起放入榨汁机内，然后加入适量的冷开水，搅打成汁，滤出果汁，倒入杯中。
3. 加入冰块即可。

功效解读 橙子中含量丰富的维生素C和维生素P，能增加机体抵抗力，增加毛细血管的弹性，降低血中胆固醇；苹果富含钾和膳食纤维，可有效降低血中胆固醇，降低血压；红薯叶有显著的降血压效果。高血压患者经常饮用本品，可改善症状。

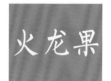

火龙果

降低血压
有益肠道

适用量： 每日半个为宜。

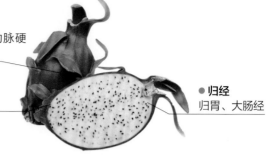

● **降压关键词**
预防高血压、动脉硬化、冠心病

● **性味**
性凉，味甘

● **归经**
归胃、大肠经

火龙果中含有一种成分，名为花青素，能够有效降低血压和血清胆固醇的浓度，增强血管弹性，保护动脉血管内壁，预防高血压、动脉硬化和冠心病。

🔍 食疗功效

火龙果具有明目、降火的功效，还能预防高血压，且有美容功效。由于火龙果含有的植物性蛋白是具黏性和胶质性的物质，对重金属中毒有解毒的作用，所以对胃壁有保护作用。火龙果还有抗氧化、抗自由基、抗衰老的作用，能预防脑细胞病变，预防阿尔茨海默病的发生。

🔍 选购保存

以外观光滑亮丽、果身饱满、颜色呈鲜紫红色者为佳。成熟的火龙果香味浓郁。火龙果不宜放入冰箱中，建议现买现食或放阴凉通风处储存。

🔍 对并发症的益处

火龙果含水溶性膳食纤维，具有减肥、降低胆固醇、预防便秘、预防大肠癌以及降低血糖等功效。

特别提示　红肉的火龙果并不一定是进口的，中国广东也可以出产。

☺ 最佳搭配

火龙果 + 虾 = 能消热祛燥、增进食欲

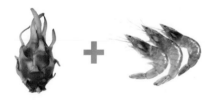

火龙果 + 枸杞 = 可降糖降压、美容养颜

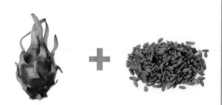

专家这样讲

火龙果食用宜忌

火龙果的营养价值很高，对很多病症都有良好的食疗作用，一般人皆可食用火龙果，尤其适合便秘、大肠癌、目赤肿痛、高血压、糖尿病、高脂血症、阿尔茨海默病、癌症等患者食用。但虚寒腹泻、慢性肠炎等患者不宜食用。

火龙果柠檬汁

材料 火龙果200克，柠檬半个，酸奶200毫升。

做法

1. 火龙果去皮，洗净，对半切开后挖出果肉备用。
2. 柠檬洗净，连皮切成小块。
3. 将所有材料倒入搅拌机打成果汁。

功效解读 本品具有降压降脂、润肠通便、滋阴润燥、美容养颜的功效，适合高血压、高脂血症、便秘患者及皮肤暗沉粗糙者饮用。

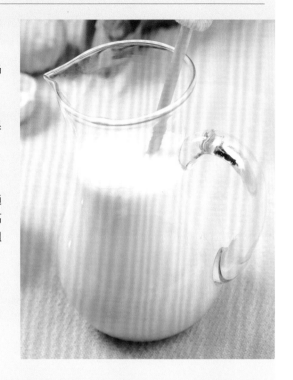

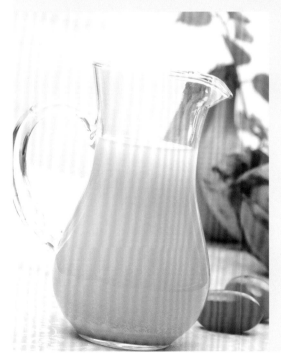

香蕉火龙果汁

材料 火龙果半个，香蕉1根，优酪乳200毫升。

做法

1. 火龙果去皮，切小块备用。
2. 香蕉去皮，切块。
3. 准备好的材料放入榨汁机内，加入优酪乳，搅打成汁即可。

功效解读 本品具有润肠通便、排毒养颜的功效，并可有效降低血压和血脂，非常适合高血压和高脂血症患者饮用。

山楂

软化血管
活血通络

适用量： 每天3~4个。

● **降压关键词**
显著扩张血管，降低
血压

● **性味**
性微温，味酸、甘

● **归经**
归脾、胃、肝经

山楂所含的三萜类及黄酮类化合物等成分，具有显著的扩张血管及降压作用，有增强心肌、抗心律不齐、调节血脂及胆固醇含量的功能。

食疗功效

山楂是消食健胃的好帮手，具有消食化积、行气散瘀的功效。主要用于辅助治疗肉食积滞、胃脘胀满、泻痢腹痛、瘀血经闭、产后瘀阻、心腹刺痛、疝气疼痛、高脂血症等病症。

选购保存

宜选购外表呈深红色、鲜亮而有光泽、果实丰满并且叶梗新鲜的成熟山楂。山楂较易保存，放在常温处即可。

对并发症的益处

老年人常食山楂，可增强食欲、促进消化、改善睡眠、降低血清胆固醇、预防动脉粥样硬化，对老年性心脏病患者也大有好处，还具有较强的抗癌功效。

特别提示 山楂含有大量的有机酸、果酸、山楂酸、柠檬酸等成分，不能空腹食用。

☺ 最佳搭配

山楂 + 芹菜 = 健胃、促进消化	山楂 + 菊花 = 可降压降脂、清肝明目

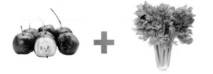 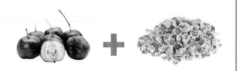

专家这样讲

山楂食用宜忌

一般人皆可食用山楂，尤其适合食后腹满饱胀、上腹疼痛者，高血压、冠心病、心绞痛、高脂血症、阵发性心动过速及各种癌症患者，月经过期不来或产后瘀血腹痛、恶露不尽者食用。但消化性溃疡患者、胃酸过多者及孕妇不能食用山楂。

山楂猪排汤

材料 猪排150克，鲜山楂50克，黄精5克，清汤、盐、姜片各适量。

做法

1. 山楂洗净后去核备用；猪排洗净后斩块 汆水备用；黄精洗净。
2. 净锅上火倒入清汤，调入盐、姜片、黄精，烧开30分钟。
3. 下入猪排、山楂煲至熟即可。

功效解读 本品具有扩张血管及降压作用，还有增强心肌、抗心律不齐、调节血脂及胆固醇含量的功能，非常适合高血压、高脂血症等患者食用。

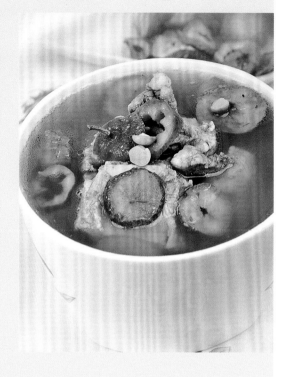

第二章 细数60种超级降压食材

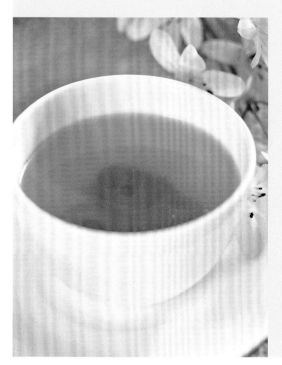

山楂绿茶饮

材料 山楂片25克，绿茶2克。

做法

1. 山楂片洗净，备用。
2. 锅洗净，置于火上，将绿茶、山楂片一起放入锅内。
3. 加水煮沸即可。

功效解读 山楂和绿茶均有降低人体胆固醇含量的作用，山楂还有明显扩张血管和降低血压的作用，常饮本品能有效预防高血压以及动脉粥样硬化。

核桃

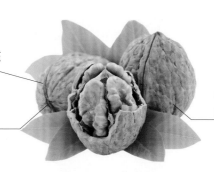

养心降压
预防衰老

适用量： 每日4颗为宜。

- ● **降压关键词**
  降低胆固醇，稳定血压

- ● **性味**
  性温，味甘

- ● **归经**
  归肺、肾经

核桃中的脂肪酸能维持血液流通顺畅，膳食纤维可促进肠胃蠕动，防止便秘，而且核桃中所富含的镁、钾元素是高血压患者不可或缺的营养素，所含的维生素C能降低胆固醇、稳定血压。

🔍 **食疗功效**

核桃具有温补肺肾、定喘润肠的作用，是"滋补肝肾、强健筋骨"之要药，可用于辅助治疗由肝肾亏虚引起的腰腿酸软、筋骨疼痛、牙齿松动、须发早白、虚劳咳嗽、小便频数，还可用于调节妇女月经和白带过多。

🔍 **选购保存**

应选个大、外形圆整、干燥、色泽白净、壳薄、壳纹浅而少的核桃。带壳核桃风干后易保存，核桃仁要用有盖的容器密封装好，放在阴凉、干燥处存放，避免受潮。

🔍 **对并发症的益处**

核桃仁含有较多的蛋白质及人体营养必需的不饱和脂肪酸，这些成分皆为大脑组织细胞代谢的重要物质，能滋养脑细胞、增强脑功能，预防阿尔茨海默病。

特别提示 核桃在国际市场上与杏仁、腰果、榛子一起，并列称为"世界四大坚果"。

😊 **最佳搭配**

核桃 + 鳝鱼 = 可降低血糖、强健筋骨

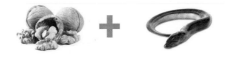

核桃 + 黑芝麻 = 可补肝益肾、乌发润肤

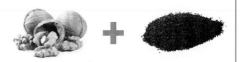

专家这样讲

核桃食用宜忌

核桃的营养价值较高，肾亏腰痛、肺虚久咳、气喘、便秘、腰膝酸软、支气管炎、神经衰弱、高血压、心脑血管疾病患者可经常食用核桃，但肺脓肿、慢性肠炎患者不宜食用核桃。

核桃烧鲤鱼

材料 鲤鱼1条（重约500克），核桃仁350克，生姜片、葱段、酱油、盐、味精、油各适量。

做法

1. 鲤鱼处理干净；煎锅上火，放油烧至七成热，放入鲤鱼煎至金黄色时捞起。
2. 核桃仁洗净，放入油锅内炸约2分钟。
3. 另起锅，加入适量清水煮沸，放入煎好的鲤鱼和核桃仁小火慢炖，熟后加入生姜片、葱段、酱油、盐、味精调味。

功效解读 核桃中所含维生素C能够降低胆固醇、稳定血压。而鲤鱼中所含不饱和脂肪酸，也能很好地降低胆固醇。故本品有助于预防动脉硬化和冠心病。

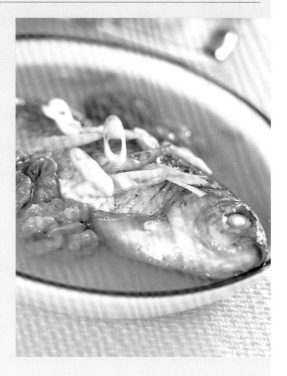

红枣核桃乌鸡汤

材料 乌鸡250克，红枣8颗，盐、姜片各3克，核桃仁5克，枸杞、葱花各适量。

做法

1. 乌鸡宰杀洗净，斩块氽水。
2. 红枣、核桃仁、枸杞洗净备用。
3. 净锅上火倒入水，调入盐、姜片，下入乌鸡、红枣、核桃仁、枸杞煲至熟，撒上葱花即可。

功效解读 本品有使血液流通顺畅、降低血液中的胆固醇含量、稳定血压的作用，还能活血补虚、润肠通便，非常适合气血亏虚、失眠多梦的高血压患者食用。

莲子

**清热去火
镇静安神**

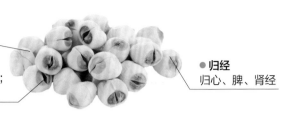

● **降压关键词**
降低血压、强心、扩张血管

● **性味**
鲜品性平，味甘、涩；
干品性温，味甘、涩

● **归经**
归心、脾、肾经

适用量： 每日20克（干品）为宜。

莲子所含生物碱能释放组胺，使外周血管扩张，从而降低血压。高血压患者常服莲子能平肝降压、安神。莲子心所含生物碱具有强心和抗心律不齐的作用。

🔍 食疗功效

莲子有益肾涩精、养心安神的功用，还有促进凝血、使某些酶活化，维持神经传导性、维持肌肉的伸缩性和心跳的节律等作用，且能帮助机体进行蛋白质、脂肪、糖类代谢，并维持酸碱平衡。

🔍 选购保存

莲子以饱满圆润、粒大洁白、清香味甜、无霉变虫蛀者为佳。应保存在干爽处。若莲子受潮生虫，应立即晒干，热气散尽凉透后再收藏起来。

🔍 对并发症的益处

莲子含有丰富的莲子碱、莲子糖，有良好的降血糖作用，而且还能缓解糖尿病患者多饮、身体消瘦、多尿、乏力的症状，尤其适合2型糖尿病患者食用。

特别提示 高血压和高脂血症患者食用莲子时，不宜去掉莲子心，因为莲子心的降压降脂效果要优于莲子。

☺ 最佳搭配

莲子 + 南瓜 = 可降脂降压、清热通便

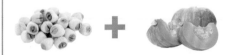

莲子 + 芡实 = 可辅助治疗遗精、小儿遗尿

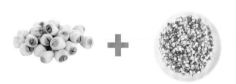

专家这样讲

莲子食用宜忌

慢性腹泻、失眠、多梦、遗精、心悸者以及高血压、癌症、糖尿病患者可经常食用莲子，但消化不良、便秘、腹胀者不宜常食莲子。心火旺的高血压患者食用莲子时，不宜去除莲心，因为莲心有清热泻火、降压的作用。

人参莲子汤

材料 人参片、红枣各10克，莲子40克，冰糖10克。

做法

1. 红枣洗净，去核；莲子洗净；人参洗净备用。
2. 莲子、红枣、人参片放入炖盅，加水盖满材料浸泡（约11分钟），移入蒸笼，转中火蒸1小时。
3. 加入冰糖续蒸20分钟，即可食用。

功效解读 本品能起到扩张血管从而降低血压的作用。人参和莲子还有强心和抗心律不齐的作用，而红枣有降压、养血的功效。因此，高血压患者常服用本品既可降低血压，还能养血养心、改善睡眠状况。

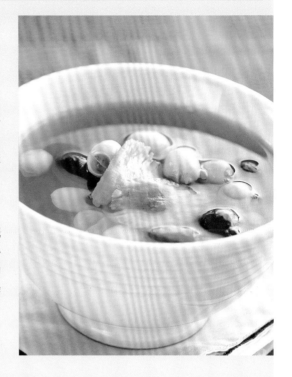

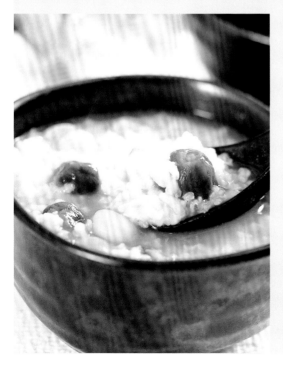

莲子桂圆粥

材料 莲子20克，桂圆10克，糯米50克，白糖适量。

做法

1. 莲子、桂圆、糯米分别洗净。
2. 莲子、桂圆、糯米一同放入锅内，加适量水同煮成粥。
3. 待粥熟后，调入适量白糖继续煮5分钟即可食用。

功效解读 此粥有降低血压、抗心律不齐、安定心神的作用。桂圆还可降血脂，增加冠状动脉血流量，可预防高血压、动脉硬化。

第二章 压食材 细数60种超级降

杏仁

止咳平喘
润肠通便

适用量： 每日20颗为宜。

● **降压关键词**
降低心脑血管疾病的
发病风险

● **性味**
性微温，味甘、酸

● **归经**
归肺经

杏仁含有丰富的黄酮类化合物和多酚类化合物，这种成分不但能够降低人体内胆固醇的含量，还能显著降低心脑血管疾病和其他慢性病的发病率。

🔍 食疗功效

杏仁有止咳化痰、润肺定喘的功效，可用于辅助治疗热病伤津、口渴咽干、肺燥喘咳等症。苦杏仁经酶水解后产生氢氰酸，对呼吸中枢有镇静作用，是一味可止咳化痰的中药材。

🔍 选购保存

宜选购壳不分裂、不发霉和不染色的杏仁，购买的杏仁颜色要均匀统一，优质新鲜的杏仁气味香甜。杏仁宜放在密封的盒子里保存。

🔍 对并发症的益处

杏仁中所含的苦杏仁苷可保护血管，维持血压正常水平。杏仁富含蛋白质、钙、不饱和脂肪酸和维生素E，有降低血糖和胆固醇的作用，适合高血压、糖尿病、高脂血症的患者食用。

特别提示 杏仁分为甜杏仁、苦杏仁两种。甜杏仁具有润肺、止咳、滑肠等功效；苦杏仁有一定的毒性，多作药用，具有润肺、平喘的功效，不宜多食。

☺ 最佳搭配

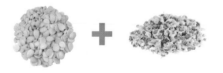

杏仁 + 菊花 = 可疏风散热、平肝降压

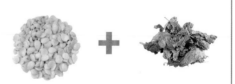

杏仁 + 桑叶 = 可疏风散热、平肝降压

专家这样讲

杏仁食用宜忌

杏仁的营养价值很高，对很多病症都有良好的食疗作用，一般人皆可食用，尤其适合便秘、伤风感冒、肺虚咳嗽、干咳无痰患者食用。但是由于杏仁有润肠通便的作用，所以急、慢性肠炎患者不宜食用杏仁，否则将加重其腹泻的病情。

芝麻花生杏仁粥

材料 芝麻、花生、南杏仁、粳米各适量，白糖适量。

做法

1. 芝麻、花生、南杏仁、粳米洗净。
2. 芝麻、花生、南杏仁、粳米一同放入锅中，加适量水。
3. 煮成粥后，加入白糖拌匀即可。

功效解读 本品能够降低人体内胆固醇的含量，还能显著降低高血压、心脑血管疾病的发病率。芝麻除了有黑发的功能之外，还有很好的抗氧化功能。芝麻含有丰富的卵磷脂、蛋白质、亚油酸等，经常服用还能够养血通便。

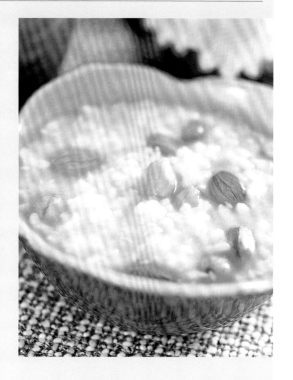

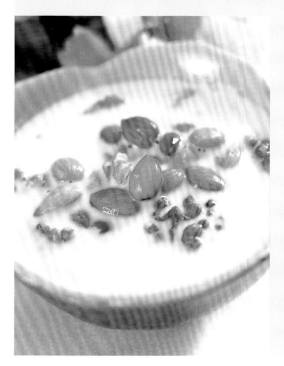

杏仁核桃牛奶饮

材料 甜杏仁35克，核桃仁30克，牛奶250毫升，白糖10克。

做法

1. 甜杏仁、核桃仁洗净。
2. 甜杏仁、核桃仁、牛奶放入锅内，加清水后将锅置火上烧沸。
3. 用小火煮25分钟，加入白糖即成。

功效解读 本品可降低胆固醇、降低血压，同时还有补虚赢、润肠通便的作用，适合高血压患者、心脑血管疾病患者常食。本品中的杏仁含有油脂而质润，味苦而下气，故能润肠通便。

红枣

**健脾益气
养血安神**

适用量： 每日3～5颗。

● **降压关键词**
保护血管、降低血压

● **性味**
性温，味甘

● **归经**
归心、脾、肝经

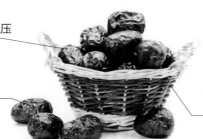

红枣中黄酮类化合物、芦丁含量较高。黄酮类化合物可保护血管、降低血压，芦丁可软化血管，也有降血压的作用，所以红枣也是高血压患者的保健食品。

食疗功效

红枣有益气、健脾和胃之功效，可辅助治疗过敏性紫癜、高血压，可用于肝硬化患者的血清转氨酶增高以及预防输血反应等。红枣中含有抗疲劳作用的物质，能增强人的耐力。红枣还具有减轻毒性物质对肝脏损害的功能。

选购保存

选购以光滑油润、肉厚、味甜、无霉蛀者为佳。保存时宜将其装入木箱或麻袋，置于干燥处。

对并发症的益处

红枣中富含钙和铁，对预防骨质疏松有重要作用，适合高血压患者、中老年人以及更年期女性食用。鲜枣中丰富的维生素 C 能使体内多余的胆固醇转变为胆汁酸，可预防结石的发生。

特别提示 红枣可以经常食用，但不可过量，否则会有损消化功能，造成便秘等症。

☺ 最佳搭配

红枣 + 黑木耳 = 可以养血、降压

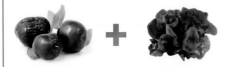

红枣 + 白菜 = 清热润燥、降低血压

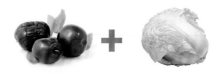

专家这样讲

红枣食用宜忌

中老年人、女性朋友、高血压患者、支气管哮喘患者、过敏性血管炎患者、气血不足者、营养不良者、心慌失眠者、贫血头晕者、化疗而致骨髓抑制不良反应者，可经常食用红枣。但湿热内盛、痰湿偏盛、腹部胀满等患者应少食或忌食红枣。

酒酿红枣蛋

材料 鸡蛋2个，米酒10毫升，枸杞、红枣各5克，红糖10克。

做法

1. 鸡蛋煮熟，剥去外壳；红枣、枸杞洗净。
2. 将红枣、枸杞放入锅中，加入适量的水煮沸，转小火煮至浓稠。
3. 加入煮熟的鸡蛋、米酒、红糖，稍煮入味后，盛碗即可。

功效解读 本品有保护血管、使血管软化、降低血压的作用，可以预防和辅助治疗高血压、动脉硬化等。米酒可活血化瘀，促进血液循环，能预防动脉粥样硬化；枸杞能平肝降压。

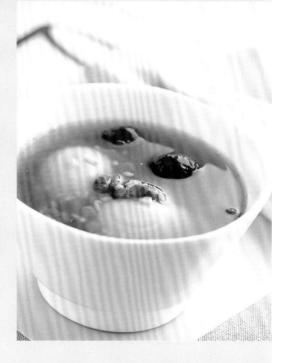

红枣桃仁羹

材料 红枣20克，大米200克，桃仁15克，白糖10克。

做法

1. 大米用清水泡发洗净；红枣、桃仁洗净备用。
2. 大米放进砂锅中，加水煮沸后转小火熬煮至浓稠，再加入红枣、桃仁同煮。
3. 快煮好时再加入白糖，煲煮片刻即可。

功效解读 本品中红枣在保护血管、使血管软化、降低血压方面有宜；桃仁有增大动脉血流量、降低血管阻力的作用，可有效预防和辅助治疗高血压、动脉硬化等。

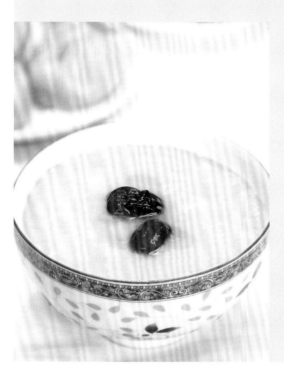

花生

凝血止血
增强记忆

● **降压关键词**
可预防高血压、动脉
硬化和冠心病

● **性味**
性平，味甘

● **归经**
归脾、肺经

适用量： 每日30克为宜。

花生中的不饱和脂肪酸有降低胆固醇的作用。花生还含有一种生物活性物质白藜芦醇，可减少血小板聚集，预防和辅助治疗动脉粥样硬化等心脑血管疾病。

食疗功效

花生可以促进新陈代谢、增强记忆力，可抗衰老、延长寿命。花生还具有止血功效，其外皮含有可对抗纤维蛋白溶解的成分，可改善血小板的质量。

选购保存

花生以果荚呈土黄色或白色、色泽分布均匀为宜，果仁以颗粒饱满、大小均匀、肥厚而有光泽、无杂质的为好。花生应晒干后放在低温、干燥处保存。

对并发症的益处

花生所含的油脂成分花生四烯酸能增强胰岛素的敏感性，有利于降低血糖。花生含糖量少，适合2型糖尿病患者食用，也能有效降低糖尿病并发症的发病率。

特别提示 花生米很容易受潮发霉，从而产生致癌性很强的黄曲霉毒素，一定要注意不可吃发霉的花生米。

☺ 最佳搭配

花生 + 红葡萄酒 = 保护心脏、畅通血管

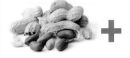

花生 + 醋 = 可以增强食欲、降血压

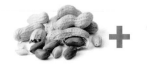

专家这样讲

花生食用宜忌

一般人皆可食用花生，尤其适合营养不良、脾胃失调、燥咳、反胃、脚气病、乳汁缺乏、高血压、咯血、血尿、牙龈出血的患者食用。但胆囊炎、慢性胃炎、慢性肠炎、脾虚便溏患者不宜食用。

糖饯红枣花生

材料 红枣50克，花生米100克，红糖适量。

做法

1. 花生米洗净后略煮一下放冷，去皮，放入泡发的红枣。
2. 加适量冷水，用小火煮半小时左右。
3. 加入红糖，待糖溶化后，收汁即可。

功效解读 本品有强化血管的作用，花生中所含的白藜芦醇能使血流顺畅，预防动脉硬化，从而有效地降低血压。花生果衣中含有油脂、多种维生素，并含有使凝血时间缩短的物质，能对抗纤维蛋白的溶解，有增强骨髓制造血小板的功能，对多种出血性疾病有止血的作用，对人体造血功能有益。

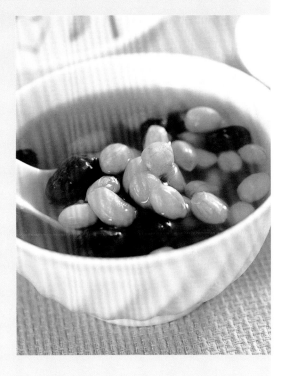

花生粥

材料 花生米50克，米100克，糖5克。

做法

1. 花生米洗净；米洗净后放入清水中泡发。
2. 锅洗净，置于火上，将花生米和米用水混合同煮成粥。
3. 待粥烂时，加入糖，煮至入味即可。

功效解读 本品有改善血管功能、保持血流顺畅的作用，能预防心脏病、脑出血及前列腺肿大等症。花生中含有的亚油酸，可使人体内胆固醇分解为胆汁酸排出体外，避免胆固醇在体内沉积，降低多种心脑血管疾病的发生率。

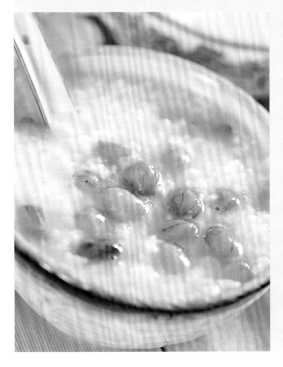

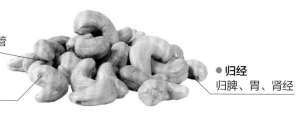

腰果

补脑养血
延缓衰老

- **降压关键词**
  降低血压、软化血管

- **性味**
  性平，味甘

- **归经**
  归脾、胃、肾经

适用量： 每日30克左右。

腰果中的某些维生素和微量元素成分有很好的降压、软化血管作用，对保护血管、预防高血压及心血管疾病大有益处。

食疗功效

腰果对食欲不振、心衰、下肢水肿及多种炎症有显著食疗功效，尤其是有酒糟鼻的人更应多食。腰果对夜盲症、眼干燥症及皮肤角化有预防作用，能增强人体抗病能力、预防癌肿，还可以润肠通便、延缓衰老。

选购保存

以外观呈完整月牙形、色泽白、饱满、气味香、油脂丰富、无蛀虫、无斑点者为佳。腰果不宜久存。

应存放于密封罐中，放入冰箱冷藏保存，或放在阴凉通风处、避免阳光直射。

对并发症的益处

腰果富含植物蛋白和膳食纤维以及钙、镁、铁等物质，有降低血糖和胆固醇的作用。腰果可保护血管，维持正常血压水平，含钙量高，适合糖尿病性骨质疏松症患者食用。

特别提示 腰果含有多种过敏原，所以易过敏的人不宜吃腰果。

☺ 最佳搭配

腰果 + 莲子 = 可养心安神、降压降糖

腰果 + 芡实 = 可养心安神、降压降糖

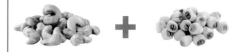

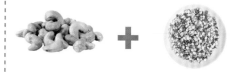

专家这样讲

腰果食用宜忌

一般人皆可食用腰果，尤其适合便秘、风湿性关节炎、高血压、尿结石等患者食用。腰果含油脂丰富，不适合胆功能严重不良者、肠炎腹泻患者、痰多肥胖的人食用。腰果还含有多种过敏原，易过敏者不宜食用。

腰果西芹

材料 腰果、西芹、胡萝卜各50克，盐、味精、水淀粉、油各适量。

做法

1. 西芹去叶，留梗洗净，切成菱形块；胡萝卜洗净，切菱形块。
2. 腰果下油锅炸香，捞出沥干油待用；西芹、胡萝卜下开水锅中汆烫。
3. 锅置大火上，下西芹、胡萝卜合炒，加盐、味精后用水淀粉勾芡，起锅装盘，撒上腰果即可。

功效解读 西芹对高血压、低热不退等有一定的食疗效果；腰果含蛋白质、脂肪、矿物质、碳水化合物、膳食纤维，有补中益气、降压降脂之功效。

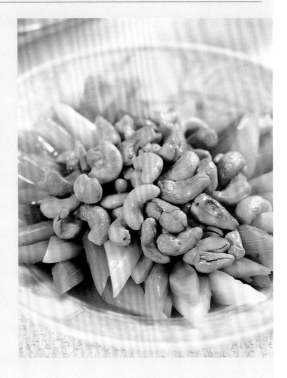

香脆腰果

材料 腰果500克，盐3克，油适量。

做法

1. 将腰果放在凉水中泡几分钟后捞出。
2. 锅上火，加油烧热，下入腰果炸至酥脆，捞出沥油。
3. 在腰果内加入盐，拌匀即可。

功效解读 腰果中所含的脂肪多为不饱和脂肪酸，其中油酸占总脂肪酸的67.4%，亚油酸占19.8%，有降低血中胆固醇和血压的作用，是高脂血症、冠心病患者的食疗佳果。

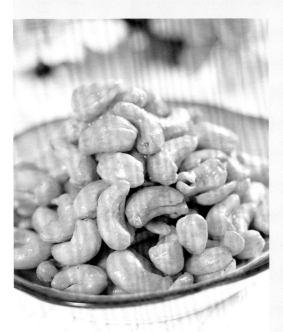

醋

软化血管
降低血压

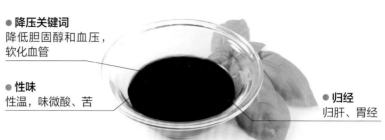

● **降压关键词**
降低胆固醇和血压，软化血管

● **性味**
性温，味微酸、苦

● **归经**
归肝、胃经

适用量： 每日15～20毫升。

醋可调节血液的酸碱平衡，维持人体内环境的相对稳定。还可软化血管、降低胆固醇和血压，有效预防高血压、动脉硬化以及冠心病等心脑血管疾病。

🔍 食疗功效

醋具有活血散瘀、消食化积、解毒的功效。用醋熏空气可以预防流感、上呼吸道感染。适当饮醋既可杀菌，又可促进胃肠消化功能，还可降低血压、预防动脉硬化。此外，食醋能滋润皮肤、对抗衰老。

🔍 选购保存

酿造食醋以琥珀色或红棕色、有光泽、浓度适当、澄清者为佳。

🔍 对并发症的益处

醋含有多种有机酸，能促进糖尿病患者体内的糖类代谢，起到抑制血糖升高的作用。常食醋还可使体内过多的脂肪转变为体能消耗掉，并促进糖和蛋白质的代谢，可预防肥胖症。

特别提示 正在服用某些药物者不宜吃醋，因为醋酸能改变人体内局部环境的酸碱度，使某些药物不能发挥作用。

☺ 最佳搭配

醋 + 芝麻 = 可促进铁、钙吸收，还能降血压

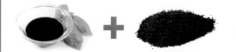

醋 + 排骨 = 有利于营养元素钙的吸收

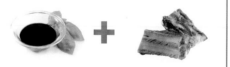

专家这样讲

醋食用宜忌

慢性萎缩性胃炎、流感、流脑、白喉、麻疹、肾结石、输尿管结石、膀胱结石、癌症、高血压、小儿胆道蛔虫症、过敏、风疹等患者可经常食用醋，醉酒者也可食醋。但脾胃湿甚、支气管哮喘、胃及十二指肠溃疡严重患者不宜食用醋，否则会加重病情。

酒醋拌墨鱼

材料 墨鱼60克，小黄瓜20克，紫菜丝少许，洋葱丝40克，葱末2克，丁香2支，白酒、醋各10毫升，橄榄油2毫升。

做法

1. 墨鱼洗净，切小片，放入沸水中汆烫，捞出晾凉；小黄瓜洗净，切圆片备用；丁香洗净，备用。

2. 锅洗净，置于火上，将洋葱丝、白酒、丁香一起放入锅内，转小火煮沸，待凉，加入醋、橄榄油拌匀，调成油醋汁备用。

3. 墨鱼片、小黄瓜片、葱末、油醋汁拌匀，装盘撒上紫菜丝即可食用。

功效解读 本品有软化血管、降低血液中胆固醇含量的作用，十分适合高血压以及心脑血管疾病患者食用。

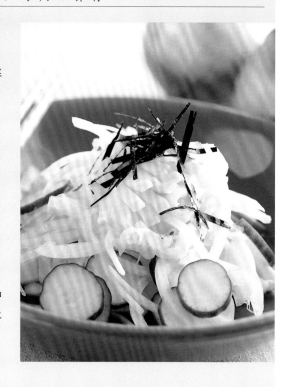

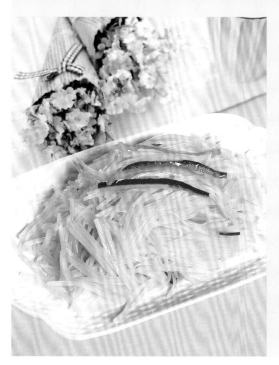

醋熘土豆丝

材料 土豆400克，醋10毫升，青甜椒、红甜椒各50克，盐、鸡精、油各适量。

做法

1. 土豆去皮洗净，切丝；青甜椒、红甜椒去蒂洗净，切丝。

2. 锅下油烧热，放入土豆丝滑炒片刻，再放入青甜椒丝、红甜椒丝一起炒。

3. 加盐、鸡精、醋调味，炒熟装盘即可。

功效解读 本品能起到保持血管弹性、排钠保钾、降低血压、降低血液中胆固醇含量的作用，对高血压、动脉硬化有一定的食疗作用。

第二章 细数60种超级降压食材

芝麻

滋养肝肾
护肤瘦身

适用量： 每日20～30克。

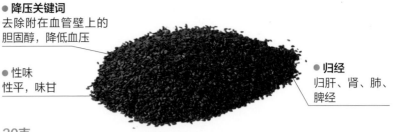

● **降压关键词**
去除附在血管壁上的
胆固醇，降低血压

● **性味**
性平，味甘

● **归经**
归肝、肾、肺、
脾经

芝麻可提供人体所需的维生素 E、钙质，特别是其中的亚麻仁油酸成分可去除附在血管壁上的胆固醇，有效降低血压，预防心脑血管疾病的发生。

食疗功效

芝麻具有润肠、通乳、补肝、益肾、养发、强身体、抗衰老等功效。芝麻对于肝肾不足所致的视物不清、腰酸腿软、耳鸣耳聋、眩晕、发枯发落头发早白等症食疗效果显著。

选购保存

良质芝麻的色泽鲜亮、纯净，外观呈白色或黑色，大而饱满，皮薄，嘴尖而小。次质芝麻的色泽发暗，不饱满或萎缩，嘴尖过长，有虫蛀粒、破损粒。芝麻宜存放在干燥的罐子里，在通风避光处保存。

对并发症的益处

芝麻含维生素E，能保护胰腺细胞、降低血糖、增加肝脏及肌肉中的糖原含量，还能预防心脑血管疾病的发生，适合糖尿病及心脑血管病变的患者食用。

特别提示 芝麻有黑白两种，食用以白芝麻为好，补益药用则以黑芝麻为佳。

☺ 最佳搭配

芝麻 + 桑葚 = 可补肝肾、降血脂　　　　芝麻 + 核桃 = 可补脑益智、改善睡眠

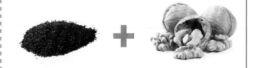

专家这样讲

芝麻食用宜忌

高脂血症、高血压、身体虚弱、贫血、老年哮喘、肺结核、荨麻疹、血小板减少性紫癜、妇女产后乳汁缺乏、慢性神经炎、习惯性便秘、痔疮患者以及出血体虚者可经常食用芝麻。

芝麻拌包菜

材料 紫甘蓝、包菜、小白菜各150克，花生米50克，甜椒、熟白芝麻各20克，盐、味精各2克，生抽10毫升，醋15毫升，油适量。

做法

1. 紫甘蓝、包菜分别洗净，撕成小块；甜椒洗净，切块；小白菜择洗干净备用。
2. 将紫甘蓝、包菜、甜椒、小白菜在开水里稍烫，捞出沥干水分，装入容器里；油锅烧热，下入花生米炸熟。
3. 将材料装盘，下所有调料拌匀后立即食用，否则会影响口感。

功效解读 本品可以降低血压、通利肠道，适合高血压、高脂血症以及便秘的患者食用。

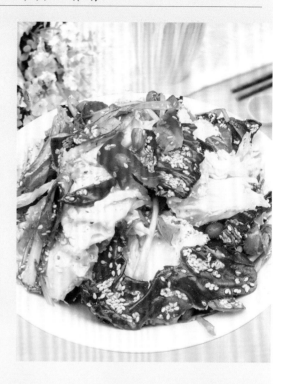

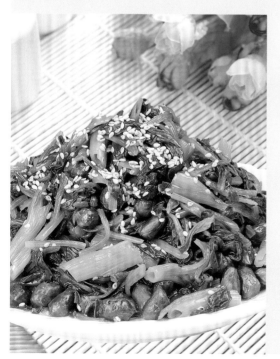

芝麻花生拌菠菜

材料 菠菜400克，花生米150克，白芝麻50克，醋、香油各15毫升，盐、鸡精各2克，油适量。

做法

1. 菠菜择洗干净，切段，焯水捞出装盘待用。
2. 花生米洗净，入油锅炸熟；白芝麻炒香待用。
3. 将所有材料放入容器中，再加入香油、醋、盐和鸡精搅拌入味，装盘即可。

功效解读 白芝麻中的亚油酸有调节胆固醇的作用；菠菜既能降低血中胆固醇还能促进胃肠蠕动，预防便秘，降低血脂；花生含不饱和脂肪酸，有降低胆固醇、软化血管的作用。

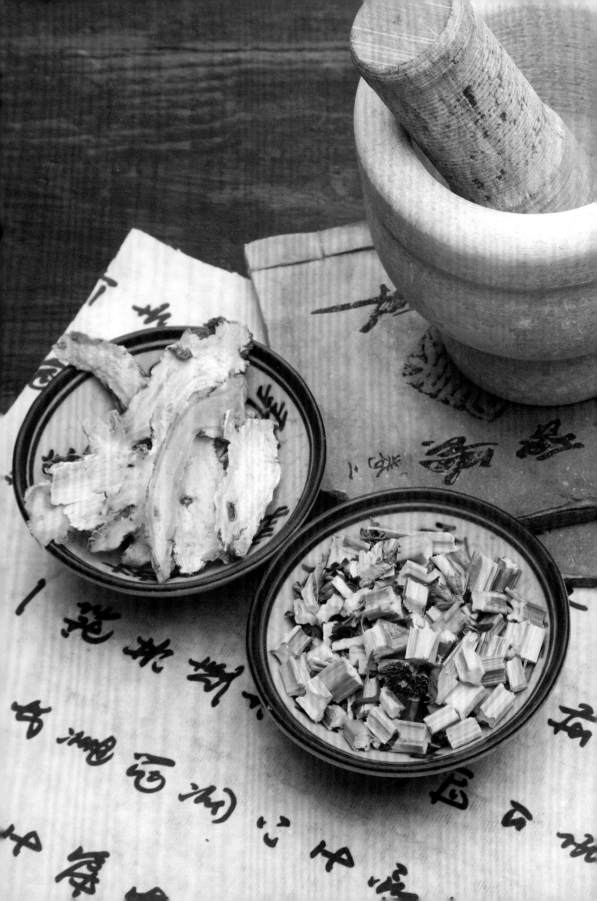

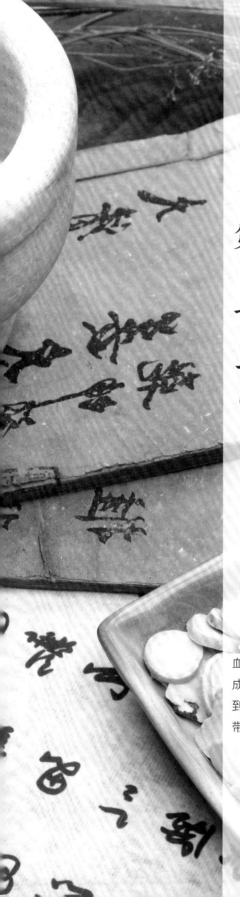

第三章

详解32种高效降压中药材

中医药在治疗高血压方面具有独特的疗效和优势，当血压一直居高不下时，可用一些有降压作用的中药材，制成药茶或药膳食用，通过饮食的方式调节机体的状态，达到降压的目的。这样既简单有效，又可以避免一般降压药带来的副作用，高血压患者可选择食用。

莲子心

消暑降热
安抚烦躁

- **性味**
  性寒，味苦

- **归经**
  归心、肝、
  肺、肾经

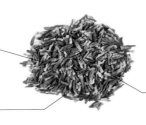

- **降压作用**
  莲子心中含生物碱，能扩
  张外周血管，降低血压

功效主治　有很好的降压作用，还具有清热泻火、止烦渴、涩肾精、凉血止血等功效，可治疗心衰、休克、阳痿、心烦、口渴、吐血、肿痛、便秘等病症。

降压降脂良方

莲心茶

材料　莲子心5克，茶叶适量，冰糖适量。

做法　将莲子心、茶叶放在杯子中，用沸水冲泡后加盖闷15分钟即可饮用。可根据自己的口味添加适量的冰糖。

功效解读　养心除燥，平肝降压，对头昏头痛、两眼干涩、视力昏花、失眠多梦等症尤其有效。

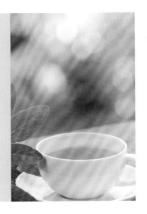

酸枣仁

宁心安神
养肝敛汗

- **性味**
  性平，味甘

- **归经**
  归心、脾、
  肝、胆经

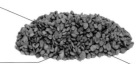

- **降压作用**
  酸枣仁可使血压持续
  下降，还可显著扩张
  微血管管径，有强心
  作用

功效主治　具有养肝利胆、宁心安神、敛阴止汗的功效，可用来治疗虚烦不眠、惊悸怔忡、烦渴、虚汗等症。

降压降脂良方

香菇枣仁甲鱼汤

材料　甲鱼500克，香菇、豆腐皮各50克，上海青20克，酸枣仁10克，盐、鸡精、姜片各适量。

做法　材料处理干净切好；甲鱼焯去血水后入瓦煲，加入姜片、酸枣仁、水煲至甲鱼熟烂，放香菇、豆腐皮、上海青煲熟，加调料即可。

功效解读　本品具有滋阴益气、养心安神的功效。

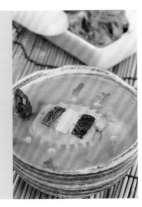

大黄

活血祛瘀
泻火解毒

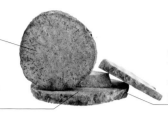

- **性味**
  性寒，味苦

- **归经**
  归胃、大肠、肝、脾经

- **降压作用**
  可通过利尿、泻下、改善血液流变性等间接产生降压作用

功效主治 具有消积滞、清湿热、泻火、凉血、祛瘀解毒的功效，可用于治疗便秘、热结胸痞、湿热泻痢、淋病、目赤、咽喉肿痛、口舌生疮、呕吐、咯血吐血、热毒痈疡、丹毒、烫伤等症。

降压降脂良方

大黄山楂饮

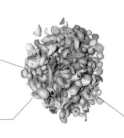

> **材料** 大黄5克，山楂、黄芪各10克，蜂蜜适量。

> **做法** 将大黄、山楂、黄芪洗净放入砂锅中，加水煎汁，加适量蜂蜜，每天代茶饮用。

> **功效解读** 本品具有润肠通便、解毒降压的功效，适合高血压、便秘者饮用。

黄芩

清热安胎
泻火止血

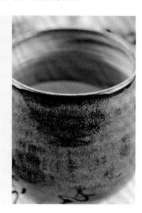

- **性味**
  性寒，味苦

- **归经**
  归肺、胆、脾、大肠、小肠经

- **降压作用**
  其酊剂煎剂、醇或水提取物均有降压作用，可扩张外周血管，抑制血管运动中枢

功效主治 具有泻实火、除湿热、止血、安胎的功效，可治燥热烦渴、肺热咳嗽、湿热泻痢、黄疸、热淋、吐衄、崩漏、目赤肿痛、胎动不安、痈肿疔疮、燥热便秘等症。

降压降脂良方

黄芩生地连翘饮

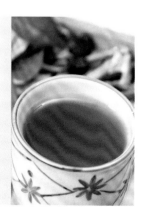

> **材料** 黄芩15克，生地、连翘各10克。

> **做法** 黄芩、生地、连翘分别洗净，放入锅中，加水500毫升；用大火煮沸后转小火续煮5分钟关火；滤去药渣，将药汁倒入杯中即可。

> **功效解读** 本品具有清热解毒、散结消肿的功效，能够降低血液中胆固醇和甘油三酯的含量，降压效果较好。

枸杞

滋补肝肾
益精明目

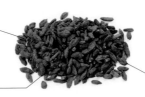

- **性味**
性平，味甘

- **归经**
归肝、肾经

- **降压作用**
枸杞有降血压、降低胆固醇和防止动脉硬化的作用，能保护肝脏，改善肝功能

功效主治 具有滋肾润肺、补肝、明目的功效。可用来治疗肝肾阴亏、腰膝酸软、头晕目眩、目昏多泪、虚劳咳嗽、消渴、遗精等症。

降压降脂良方

党参枸杞红枣汤

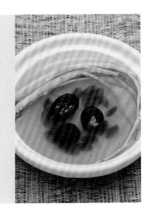

材料 红枣、枸杞各12克，党参15克，白糖适量。

做法 将材料洗净放入砂锅中，加适量水，以大火煮沸后改用小火煮10分钟左右，挑出党参，加入白糖，喝汤吃枸杞、红枣。

功效解读 本品具有益气养血、养肝明目的功效，适合气血亏虚型的高血压患者食用。

桑寄生

清热平肝
祛风化痰

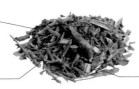

- **性味**
性平，味苦

- **归经**
归肝、肾经

- **降压作用**
桑寄生提取物具有舒张冠状血管的作用，还能增强心肌收缩力

功效主治 具有补肝肾、强筋骨、除风湿、通经络、益血、安胎的功效。其主治腰膝酸痛、筋骨痿弱、偏枯、脚气、风寒湿痹、胎漏血崩、产后乳汁不下等症。

降压降脂良方

桑寄生连翘鸡爪汤

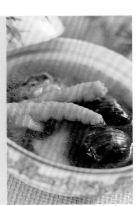

材料 桑寄生、连翘各15克，鸡爪400克，蜜枣2颗，盐适量。

做法 将材料洗净放入瓦煲内，加适量清水，大火煮沸后改用小火煲2小时，加盐调味即可。

功效解读 本品具有祛风通络、强筋壮骨的功效，适合肾虚腰膝酸痛、筋骨痿弱无力、高血压患者食用。

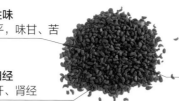

女贞子

补肝明目
益肾强身

● **性味**
性平，味甘、苦

● **归经**
归肝、肾经

● **降压作用**
女贞子可增加冠状动脉血流量，有降血脂、降血糖、降低血液黏度的作用

功效主治 补益肝肾之阴，适用于肝肾阴虚所致的目暗不明、视力减退、须发早白、眩晕耳鸣、失眠多梦、腰膝酸软、遗精、消渴及阴虚内热之潮热、心烦等。女贞子还有一定的抗衰老作用。

降压降脂良方

女贞子鸭汤

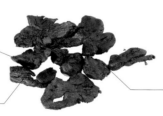

材料 鸭肉500克，枸杞30克，熟地、山药各100克，女贞子50克，盐适量。

做法 将鸭肉洗净，切块；将枸杞、熟地、山药、女贞子分别洗净，放入锅中，加适量清水，煮至鸭肉熟烂，加盐调味即可。

功效解读 本品可滋补肝肾，适合肝肾阴虚型的高血压患者食用。

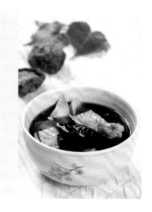

黄精

滋阴润肺
补脾益气

● **性味**
性平，味甘

● **归经**
归脾、肺、肾经

● **降压作用**
黄精能扩张冠脉血管，增加冠脉血流量，降低血压

功效主治 有很好的降低血压的作用，对高血压以及动脉硬化等心脑血管疾病均有一定的防治作用。还可用于治疗虚损寒热、脾胃虚弱、体倦乏力、口干食少、肺虚燥咳等病症。

降压降脂良方

黄精山药鸡汤

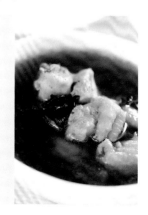

材料 黄精10克，山药200克，鸡腿1只，红枣、盐、味精各适量。

做法 鸡腿洗净剁块，放入沸水中汆烫捞出；黄精、红枣洗净；山药去皮洗净，切块；将鸡腿、黄精、红枣放入锅中，加适量水，以大火煮开，转小火续煮20分钟；加入山药续煮10分钟，调入盐、味精即可。

功效解读 本品具有滋阴补虚、益气健脾的功效，适合脾胃虚弱、神疲乏力、食欲不振、心脑血管疾病患者食用。

决明子

清肝明目 利水通便

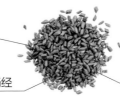

● **性味**
性凉，味甘

● **归经**
归肝、肾、大肠经

● **降压作用**
决明子的水浸液有较明显且持久的降压作用

功效主治 有很好的降压作用，还具有清热明目、润肠通便、利水消肿的功效，可用于目赤涩痛、头痛眩晕、目暗不明、青光眼、肝炎、肝硬化腹水等症。

降压降脂良方

菊花决明饮

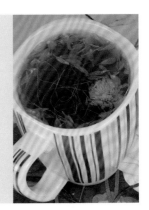

材料 菊花10克，决明子15克，白糖适量。

做法 将决明子洗净打碎；将菊花和决明子一同放入锅中，加水600毫升，煎煮成400毫升即可；过滤，取汁，加入适量白糖即可饮用。

功效解读 此饮具有清热解毒、清肝明目、利水通便之功效，常用来辅助治疗目赤肿痛、高血压、便秘等病症。

- -

夏枯草

清肝明目 散结消肿

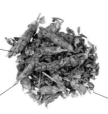

● **性味**
性寒，味苦、辛

● **归经**
归肝、胆经

● **降压作用**
夏枯草的全草都有降低血压的作用

功效主治 具有清肝明目、祛风散结的功效。常用于治疗瘰疬、乳癌、目赤痒痛、头目眩晕、口眼歪斜、筋骨疼痛、肺结核、血崩、带下等病症。

降压降脂良方

鸡骨草夏枯草煲猪胰

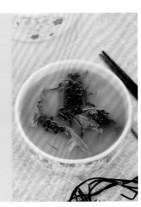

材料 鸡骨草30克，夏枯草20克，猪胰1条，姜适量，盐1克。

做法 猪胰放沸水中滚去表面血渍；瓦煲装水，烧沸后加入除盐外的其余材料，煲2小时后调入盐，盛出即可食用。

功效解读 本品具有清泻肝火、清热解毒的功效。夏枯草有扩张血管的作用，能够降低血压，缓解头目眩晕症状。

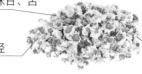

菊花

散风清热
平肝明目

● 性味
性微寒，味甘、苦

● 归经
归肺、肝经

● 降压作用
菊花可增加血流量和耗氧量，加强心肌收缩，对高血压及其并发症有防治作用

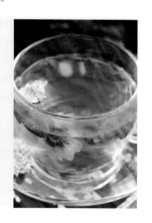

功效主治　具有疏风、清热、明目的功效。常用于治疗风热感冒、头痛、眩晕、目赤、心胸烦热、疔疮、肿毒等病症。还具有促进胆固醇代谢、预防高脂血症以及消炎等作用。

降压降脂良方

菊花枸杞茶

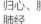 枸杞、干菊花各8克，高汤、红糖各适量。

做法 将材料洗净；锅中倒入高汤烧沸，下入枸杞、干菊花煲至熟透；调入红糖搅匀即可。

功效解读 具有清肝泻火、平肝潜阳的功效，适合肝阳上亢型的高血压患者饮用。

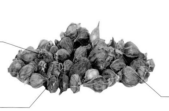

栀子

益气活血
舒筋止痛

● 性味
性寒，味苦

● 归经
归心、肝、肺经

● 降压作用
栀子花水煎液有持久的降压作用及防治动脉粥样硬化的作用

功效主治　具有泻火除烦的功效，对外感热病、心中烦闷不眠有较好的疗效。可凉血解毒，治吐血、尿血、热毒疮疡等症。

降压降脂良方

栀子菊花茶

材料 栀子20克，枸杞、白菊花各10克。

做法 枸杞、栀子洗净备用；将枸杞、栀子与菊花同时加入杯中，加沸水冲泡，盖上盖；待10分钟后即可饮用。

功效解读 本品具有疏肝泄热、镇心安神的功效，对于由高血压引起的头目胀痛、面红目赤、急躁易怒、失眠多梦等有较好的疗效。

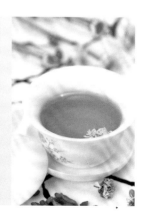

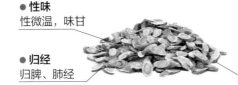

黄芪

降压抗菌
保肝利尿

● **性味**
性微温，味甘

● **归经**
归脾、肺经

● **降压作用**
黄芪可使血管阻力指数下降，能有效降血压

功效主治 具有补气固表、利尿脱毒、排脓敛疮、生肌的功效，是最佳补中益气之药。常用于中气虚弱，也用于中气下陷所致的脱肛、内脏下垂等病症。

降压降脂良方

陈皮黄芪粥

材料 大米100克，陈皮末15克，生黄芪20克，白糖10克，山楂丝适量。

做法 将大米洗净备用；锅中加入陈皮末、生黄芪、山楂丝、大米、水同煮粥；待粥将熟时加入白糖，稍煮即可。

功效解读 本品能扩张血管、持久降血压，宜每日食用一次。

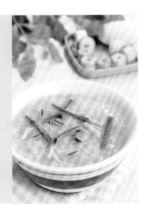

绞股蓝

益气健脾
清热解毒

● **性味**
性凉，味苦、甘

● **归经**
归肺、脾、肾经

● **降压作用**
绞股蓝能缓解脑血管及外周血管阻力，加大冠状动脉血流量，使血液流通顺畅

功效主治 有很好的降压作用，还具有降血脂、促进睡眠、消炎解毒、止咳祛痰等作用。适宜高血压、糖尿病、高脂血症、血小板减少症等患者服用。

降压降脂良方

绞股蓝墨鱼瘦肉汤

材料 绞股蓝8克，墨鱼150克，瘦肉300克，黑豆50克，盐、鸡精各适量。

做法 绞股蓝洗净，煎汁备用；瘦肉、墨鱼洗净，切段；黑豆洗净；然后将瘦肉、墨鱼、黑豆一同放入锅中，加入清水，炖2小时；再放入绞股蓝汁续煮5分钟，加入调料调味即可。

功效解读 本品具有养血益气、滋阴补肾的功效。

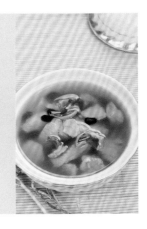

山药

**益气补脾
降压补肾**

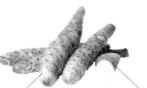

● **性味**
性平，味甘

● **归经**
归肺、脾、肾经

● **降压作用**
山药有益气补脾、降压补肾的作用，适合气虚型高血压患者食用

功效主治 具有补脾养胃、生津益肺、补肾涩精、止泻化痰的功效。可用于脾虚食少、久泻不止、肺虚喘咳、肾虚遗精、带下、尿频、虚热消渴等症。

降压降脂良方

山药薏米白菜粥

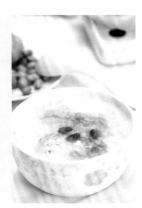

材料 山药、薏米、白菜各20克，大米70克，盐、枸杞各适量。

做法 大米、薏米均泡发洗净；山药去皮、洗净切段；白菜洗净，切丝；锅置火上，倒入清水，放入大米、薏米、山药、枸杞，以大火煮开；加入白菜煮至浓稠状，调入盐拌匀即可。

功效解读 本品具有化湿祛痰、健脾和胃的功效，适合痰湿逆阻型的高血压患者食用。

菜菔子

**消食除胀
解毒降压**

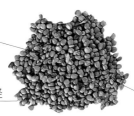

● **性味**
性平，味辛

● **归经**
归肺、脾、胃经

● **降压作用**
菜菔子提取液有温和、持续的降压作用，且效果稳定，无明显毒副作用

功效主治 具有消食除胀、降气化痰的功效。可用于脘腹胀痛、大便秘结、积滞泻痢、痰壅喘咳等症状。还有抗菌、镇咳、改善排尿功能、降低胆固醇、防止动脉硬化等作用。

降压降脂良方

菜菔子山楂饮

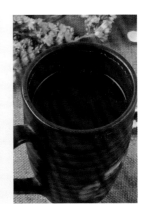

材料 菜菔子10克，山楂5克，冰糖适量。

做法 将菜菔子、山楂分别洗净，放入锅中，加水600毫升，煮30分钟左右；加冰糖调味，代茶饮用。

功效解读 具有清热化痰、降压降脂的功效，常饮可降低血压、血脂，祛痰，消食。

防己

**利水消肿
祛风止痛**

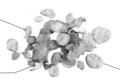

- **性味**
  性寒，味苦

- **归经**
  归膀胱、肺经

- **降压作用**
  防己所含木兰花碱能显著降低血压，舒张压下降尤为明显

功效主治 具有利水消肿、祛风止痛的作用。常用于水肿脚气、小便不利、湿疹疮毒、风湿痹痛等病症。防己还有抗菌、抗肿瘤、抗炎、抗过敏的作用。

降压降脂良方

防己黄芪粥

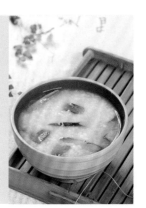

材料 防己、黄芪各10克，白术5克，粳米50克。

做法 将防己、黄芪、白术洗净，一起放入锅中，加入适量的清水，用大火煮沸后，再用小火煎煮30分钟左右；加入粳米煮成粥即可。

功效解读 本品具有补气健脾、利水消肿的功效，可用于肥胖症、高血压、体虚者的辅助治疗。

玉米须

**泄热通淋
平肝利胆**

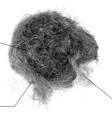

- **性味**
  性平，味甘

- **归经**
  归膀胱、肝、胆经

- **降压作用**
  玉米须煎剂可显著降压，预防高血压并发症

功效主治 具有利尿、清热解毒、平肝利胆的功效。可治疗肾炎水肿、黄疸肝炎、胆囊炎、胆结石等病症。此外，玉米须可有效防治糖尿病。

降压降脂良方

玉米须蛤蜊汤

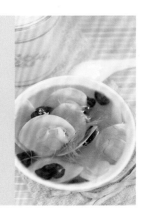

材料 玉米须15克，山药60克，蛤蜊200克，红枣少许，生姜10克，盐3克。

做法 玉米须、山药（去皮）、蛤蜊、生姜、红枣洗净；所有材料一起放入瓦锅内，加清水适量，大火煮沸后，转小火煮2小时，加盐调味即可。

功效解读 玉米须有利水消肿、泄热、平肝利胆的功效。

车前子

利水通淋
清肝明目

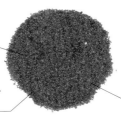

- **性味**
  性寒，味甘

- **归经**
  归肾、膀胱、肝、肺经

- **降压作用**
  能降低人体胆固醇含量，预防高血压并发症

功效主治 有很好的降压作用，还可利水、清热、明目、祛痰。对治疗小便不通、尿道滴白、带下黄稠臭秽、尿血、尿道结石、水肿、暑湿泻痢、咳嗽多痰等症也极为有效。

降压降脂良方

通草车前子茶

材料 通草、车前子、玉米须各5克，白糖15克。

做法 将通草、车前子、玉米须洗净，放入锅中，加350毫升水煎煮，加入白糖即成。

功效解读 通草清热利尿，祛湿除烦；车前子祛痰、镇咳、平喘；玉米须清热解毒、平肝利胆。三者合用，可清泻湿热，治疗由高血压引起的失眠烦躁、头晕目眩之症。

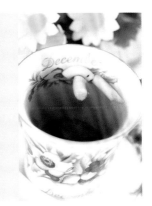

桑枝

祛风通络
利水消肿

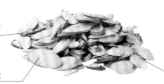

- **性味**
  性平，味苦

- **归经**
  归肝、肺经

- **降压作用**
  具有良好的降压功效，与桑叶、茺蔚子等药煎水服用，降压效果更佳

功效主治 具有清热祛湿、祛风通络、利关节、止痹痛、行水气的功效，可用于治疗风湿热痹、关节疼痛、脚气、水肿、肌体风痒疼痛等病症。还可单独用该药治疗关节红肿热痛等属热痹的关节病变。

降压降脂良方

杜仲桑枝煨鸡

材料 桑枝、杜仲各20克，黄芪、枸杞各10克，鸡翅200克，竹笋70克，姜5片，葱花4克，酱油、米酒、油各适量。

做法 黄芪、枸杞、桑枝、杜仲稍冲洗后，煎取药汁1杯备用；竹笋洗净切段；鸡翅洗净切块；锅中下油烧热，入葱、姜爆香，再下鸡翅、竹笋、药汁、酱油、米酒，加水焖煮至材料熟烂即可。

功效解读 本品具有补肝肾功效，适合肝肾亏虚型高血压患者食用。

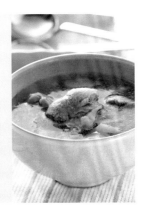

三七

散瘀止血
消肿定痛

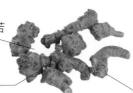

● **性味**
性温，味甘、微苦

● **归经**
归肝、胃经

● **降压作用**
增加心肌血流量，降低动脉压，略减心率，从而减少心肌的耗氧量

功效主治　有很好的降压作用，还具有止血、散瘀、消肿、镇痛的功效。主要用于治疗吐血、咯血、衄血、便血、血痢崩漏、产后血晕、恶露不下等病症。

降压降脂良方

丹参三七炖鸡

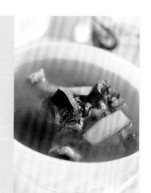

材料　丹参30克，三七10克，乌鸡1只，盐3克，姜丝适量。

做法　乌鸡洗净，切块；丹参、三七洗净，装入纱布袋中；布袋与乌鸡同放于砂锅中，加清水600毫升，烧沸后，加入姜丝，小火炖1小时，加盐调味即可。

功效解读　本品具有活血化瘀、益气养血的功效，适合瘀血阻滞型、气血两虚型的高血压患者食用。

鸡血藤

活血通络
降压抗癌

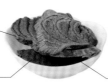

● **性味**
性温，味苦、甘

● **归经**
归肝、心、肾经

● **降压作用**
具有扩张血管、行气活血、降低血压的作用

功效主治　有降压作用，还有行血、调经、舒筋活络等功效。可治疗月经不调、经行不畅、痛经等妇科病以及风湿痹痛、手足麻木、肢体瘫软等病症。

降压降脂良方

鸡血藤鸡汤

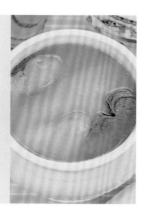

材料　鸡肉200克，鸡血藤、天麻各30克，生姜3片，盐3克。

做法　将鸡肉、鸡血藤、生姜、天麻放入锅中，加适量清水，大火煮沸后转小火炖3小时，加入盐即可食用。

功效解读　本品具有活血化瘀、降压补脑的功效，适合动脉硬化、冠心病、高血压患者食用。

川芎

活血行气
祛风止痛

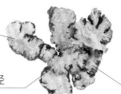

- **性味**
  性温，味辛

- **归经**
  归胆、肝、心包经

- **降压作用**
  能扩张冠状动脉，降低心肌耗氧量，减少外周血管阻力，从而降低血压

功效主治 具有行气开郁、祛风燥湿、活血止痛的功效，为活血行气的止痛良药。可用来治疗风寒头痛眩晕、寒痹痉挛、难产、产后瘀阻腹痛、痈疽疮疡、月经不调、闭经、痛经、腹痛等病症。

降压降脂良方

川芎白芷鱼头汤

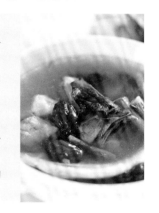

材料 川芎、白芷各10克，红枣10颗，鱼头1个，生姜2片，盐3克。

做法 鱼头处理干净，斩件；川芎、白芷、红枣和生姜分别洗净，红枣去核；将川芎、白芷、红枣放入炖盅，加入适量水，隔水炖约1小时；待煲出药味，放入鱼头、生姜煲熟，加入盐调味即可。

功效解读 本品可活血祛瘀、通络止痛，适合高血压、高脂血症、动脉硬化、头晕头痛患者食用。

丹参

活血祛瘀
凉血安神

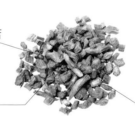

- **性味**
  性微温，味苦

- **归经**
  归心、肝经

- **降压作用**
  可清除血管自由基、改善心肌缺血及抑制血脂上升，从而有效预防高血压及其并发症

功效主治 有活血祛瘀、安神宁心、排脓、止痛的功效。可治疗心绞痛、月经不调、瘀血腹痛、骨节疼痛、惊悸不眠、恶疮肿毒等病症。

降压降脂良方

丹参红花陈皮饮

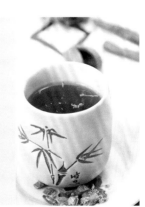

材料 丹参10克，红花、陈皮各5克。

做法 丹参、红花、陈皮洗净备用；先将丹参、陈皮放入锅中，加水适量，大火煮开，转小火煮5分钟关火；放入红花，加盖焖5分钟，代茶饮用。

功效解读 此饮具有活血化瘀、疏肝解郁的功效，能够扩张冠状动脉，增加冠脉血流量，改善心肌缺血、梗死和心脏功能。

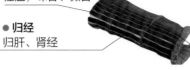

杜仲

补肾安胎
强筋健骨

- **性味**
  性温，味甘、微苦

- **归经**
  归肝、肾经

- **降压作用**
  有增强肝脏细胞活性、恢复肝脏功能、促进新陈代谢、增强机体免疫力等作用

功效主治 有很好的降压作用，还具有补肝肾、强筋骨、安胎气等功效。可用于治疗腰脊酸疼、足膝痿弱、小便余沥、妊娠漏血、胎动不安等病症。

降压降脂良方

杜仲寄生鸡汤

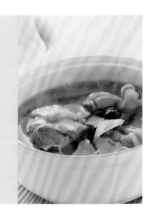

材料 炒杜仲30克，桑寄生25克，鸡腿150克，姜丝10克，盐3克。

做法 将鸡腿剁块，放入沸水中汆烫，捞出冲净；桑寄生、炒杜仲洗净；将除盐外的其余材料一起放入锅中，加水盖过材料，以大火煮开，转小火续煮40分钟，加盐调味即可。

功效解读 本品适合肝肾阴虚型高血压患者食用。

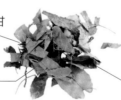

淫羊藿

滋阴补阳
壮阳强身

- **性味**
  性温，味辛、甘

- **归经**
  归肝、肾经

- **降压作用**
  通过扩张周围血管来降低血压，还对人体心血管及内分泌系统有良好的保健作用

功效主治 具有补肾壮阳、祛风除湿、益气强心、抗病毒等功效。多用于治疗男子不育、阳痿不举、早泄遗精、女子不孕、半身不遂、腰膝无力、风湿痹痛等。

降压降脂良方

淫羊藿松茸炖老鸽

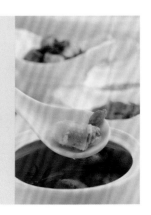

材料 淫羊藿8克，松茸10克，老鸽500克，枸杞20克，盐适量。

做法 老鸽处理干净；药材装入纱布袋中；置砂锅于火上，将以上材料放入砂锅中，加入适量清水，大火煮开，转小火炖煮2小时，最后拣去药袋，加入盐调味即可。

功效解读 本品具有补虚壮阳、降低血压的功效。

葛根

解肌发表
升阳止泻

● **性味**
性凉，味甘

● **归经**
归脾、胃经

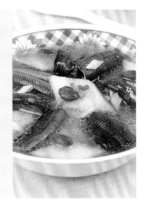

● **降压作用**
葛根中的黄酮能增加脑及冠状血管血流量，对高血压、动脉硬化患者有改善血液循环的功效

功效主治 有很好的降压作用，可预防高血压并发症，还具有升阳解肌、透疹止泻、除烦止渴的功效。常用于治疗伤寒、发热头痛、项强、口干咽燥、泄泻、斑疹不透、心绞痛、耳聋等病症。

降压降脂良方

葛根黄鳝汤

材料 黄鳝2条，山药60克，葛根30克，枸杞5克，盐、葱花、姜片各2克。

做法 将黄鳝收拾干净、切段，焯水；山药去皮、洗净，切片；枸杞洗净备用；净锅上火，加入适量的水，调入盐、葱花、姜片，大火煮沸，下入黄鳝、山药、葛根、枸杞煲至熟即可。

功效解读 本品具有健脾益肾、祛风除湿的功效。

吴茱萸

散寒止痛
降逆止呕

● **性味**
性温，味辛

● **归经**
归肝、脾、胃、肾经

● **降压作用**
吴茱萸中的去氢吴茱萸碱可以降压，有扩张血管的作用，也能减慢心率

功效主治 具有温中止痛、理气燥湿的功效。可用于治疗呕逆吞酸、厥阴头痛、脏寒吐泻、脘腹胀痛、经行腹痛、五更泄泻、高血压、脚气、疝气、口疮溃疡、齿痛、湿疹、黄水疮等病症。

降压降脂良方

茱萸枸杞猪肚汤

材料 猪肚200克，吴茱萸10克，薏米30克，枸杞、生姜各10克，盐适量。

做法 将猪肚洗净，焯烫后切成长条；生姜、吴茱萸、枸杞、薏米分别洗净；将以上材料放入锅中，加水炖2小时，加盐调味即可。

功效解读 本品可益气补虚、温中散寒、降低血压，适合阳虚型高血压患者食用，症见畏寒怕冷、四肢冰凉、小便清长等。

地龙

**清热利尿
通络平喘**

● **性味**
性寒，味咸

● **归经**
归肝、脾、膀胱经

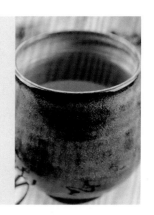

● **降压作用**
地龙有良好的降压作用，配
川芎对由高血压引起的早期
并发症有较好疗效

功效主治 具有清热、镇痉、利尿、解毒的功效。主治热病惊狂、小儿惊风、咳喘、头痛目赤、咽喉肿痛、小便不通、风湿关节疼痛等症。外用可治疗丹毒等症。

降压降脂良方

梧桐地龙饮

材料 臭梧桐30克，地龙15克，冰糖适量。

做法 将臭梧桐、地龙一起入砂锅内，加水适量，煎30分钟；弃渣取汁，根据自己的口味添加适量的冰糖。每日2次，每次1剂。

功效解读 本品具有祛风除湿、平肝降压的功效。臭梧桐具有和缓而持久的降压作用，并能缓解高血压的症状。

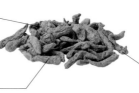

天麻

**降压明目
镇痛镇静**

● **性味**
性平，味甘

● **归经**
归肝、脾、肾、
胆、心经

● **降压作用**
增加外周及冠状动脉血流
量，可预防高血压并发症

功效主治 具有息风定惊、镇静安神的作用。可治疗头晕目眩、头风头痛、肢体麻木、半身不遂、小儿惊风、癫痫等病症。

降压降脂良方

天麻川芎鱼头汤

材料 鲢鱼头半个，干天麻、川芎各5克，盐、葱花、枸杞各适量。

做法 鲢鱼头洗净斩块；干天麻、川芎分别洗净，浸泡备用。锅洗净，置于火上，注入适量清水，下入鲢鱼头、天麻、川芎、枸杞煲至熟，放入盐调味，撒葱花即可。

功效解读 本品具有息风止痉、祛风通络的作用，适合由肝阳上亢引起的高血压等患者食用。

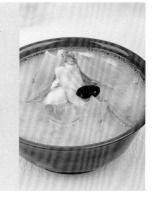

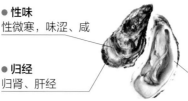

牡蛎

平肝潜阳
软坚散结

- **性味**
  性微寒，味涩、咸

- **归经**
  归肾、肝经

- **降压作用**
  牡蛎有降低血液中胆固醇含量的作用，能够预防动脉硬化、降低血压

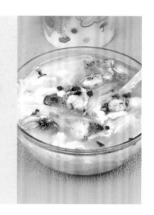

功效主治 具有敛阴、潜阳、止汗、涩精、化痰、软坚的功效。可治惊痫、眩晕、自汗、盗汗、遗精、淋浊、崩漏、带下、瘰疬、瘿瘤。

降压降脂良方

牡蛎白萝卜蛋汤

材料 牡蛎肉300克，白萝卜100克，鸡蛋1个，盐3克，葱花、红椒圈各少许。

做法 将牡蛎肉洗净；白萝卜洗净，切丝；鸡蛋打散备用；汤锅上火倒入水，下入牡蛎肉、白萝卜丝，待水烧沸肉熟后，调入盐，淋入鸡蛋液煮熟；最后撒上葱花、红椒圈即可。

功效解读 本品能有效降低血脂、软化血管、稳定血压。

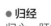

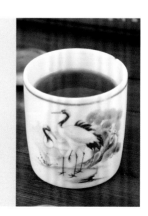

钩藤

清热平肝
息风止痉

- **性味**
  性凉，味甘

- **归经**
  归心、肝经

- **降压作用**
  钩藤煎剂具有很好的降压作用，可改善高血压诸症

功效主治 具有清热平肝、息风定惊的功效，可用于治疗小儿惊风、癫痫、头晕、目眩等症。此外，钩藤还具有解痉挛、镇头痛的作用。

降压降脂良方

钩藤茶

材料 钩藤10克。

做法 钩藤用清水稍洗，浸泡10分钟，然后放入砂锅，先大火烧沸，再转小火煮20分钟，捞出药渣，药汁倒进杯子中。再将药渣放入砂锅，依上步骤重新熬20分钟，滤去药渣，将两次药汁兑在一起，直接饮用。

功效解读 清热明目，镇痛镇静，主治高血压、头晕目眩。

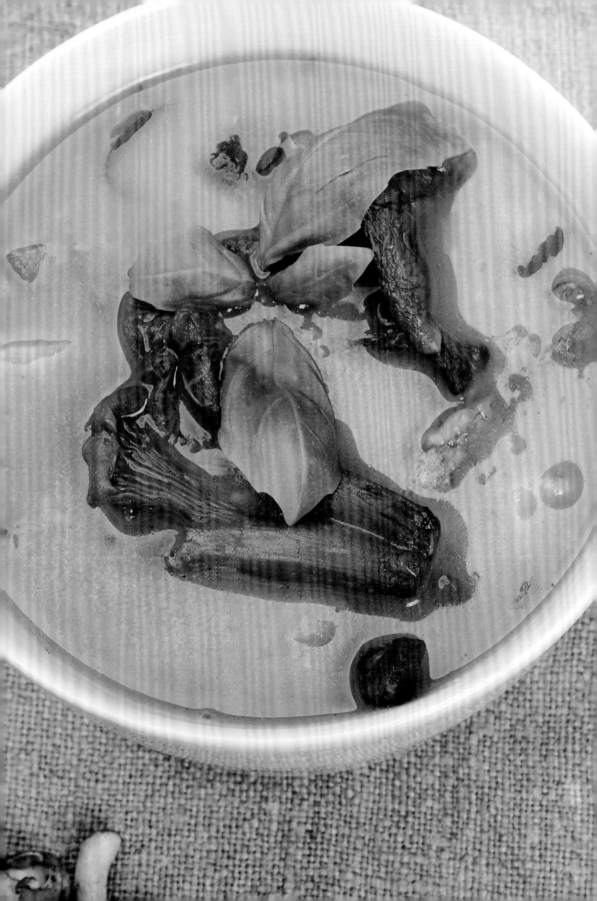

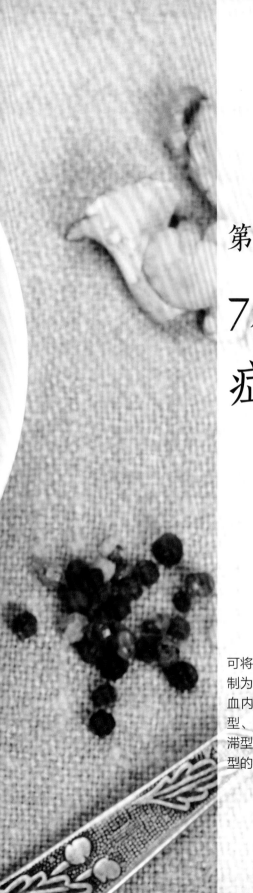

第四章

7种高血压对症调理药膳

中医学中没有"高血压"之病名，根据其症状，可将其归为头痛、中风、眩晕等范畴。其常见发病机制为肝阳上亢、痰湿中阻、肝肾阴虚、阴阳两虚、瘀血内停等。高血压一般分为肝阳上亢型、阴虚阳亢型、肝肾阴虚型、阴阳两虚型、痰湿阻逆型、瘀血阻滞型、气血两虚型7种类型。本章将介绍7种高血压证型的对症调理药膳。

肝阳上亢型的表现及对症食疗

中医认为高血压的发病与"肝"有着密切的关系，患者多为肝火过旺导致肝阳上亢，因此肝火旺盛为症结所在。其表现为头目胀痛、面红目赤、急躁易怒、失眠多梦，或伴胸胁胀痛等。

症状剖析

高血压患者多有肝阳、肝气易上亢的特点，肝阳上亢也是高血压最常见的症型，尤其是高血压初期患者，此证型占多数。肝阳上亢型患者的症状表现为：头目胀痛、面红目赤、急躁易怒、失眠多梦，或伴胸胁胀痛、口苦咽干、大便秘结、小便黄赤、舌红少津、舌苔干黄等。

治疗原则

对于由肝火过旺所造成的肝阳上亢型高血压，治疗多以清肝泻火、平肝潜阳为主。可用到的中药方剂有：龙胆泻肝汤、大柴胡汤、天麻钩藤饮。前两剂中药侧重于治疗肝火旺盛证（病情较轻者），天麻钩藤饮侧重于治疗肝阳上亢证（病情较重者）。

对症方药

1. 取天麻、杜仲、桑寄生、黄芩、益母草、山栀子、茯神、夜交藤各10克，钩藤、川牛膝各12克，生石决明18克。水煎服，每日1剂，分3次服用。此方可平肝潜阳，主治肝阳上亢型高血压。

2. 取夏枯草20克，猪瘦肉30克。猪瘦肉洗净切块，夏枯草洗净和瘦肉一起放入锅内小火炖煮至瘦肉烂熟，取出夏枯草，加调料即成，喝汤吃肉。此方可清肝明目，降低血压，缓解肝阳上亢型高血压。

3. 茭白100克，洗净切片；芹菜50克，洗净切碎；猪瘦肉30克，切成丝。锅内加水适量，放入茭白片、芹菜末、猪肉丝、姜丝、葱末，用大火烧沸，然后改用小火煮约10分钟，加入盐、味精、香油调匀。此方适用于治疗高血压、心胸烦热、大便秘结。

推荐食材

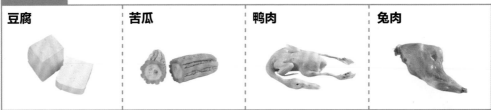

| 豆腐 | 苦瓜 | 鸭肉 | 兔肉 |

推荐药材

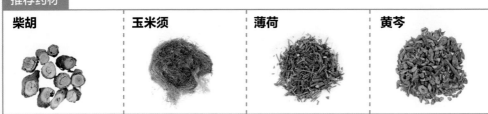

| 柴胡 | 玉米须 | 薄荷 | 黄芩 |

牡蛎豆腐羹

材料 牡蛎肉150克，豆腐100克，鸡蛋1个，香油2毫升，韭菜50克，盐、葱段各少许，高汤、食用油各适量。

做法

1. 牡蛎肉洗净泥沙；豆腐洗净，切成细丝；韭菜洗净，切末；鸡蛋打入碗中，备用。

2. 净锅上火倒入油，将葱炝香，倒入高汤，下牡蛎肉、豆腐丝，调入盐煲至入味，下入韭菜末、鸡蛋稍煮，淋入香油即可。

功效解读 本品具有滋阴潜阳、清肝火、补虚损的功效。可用于缓解肝火旺盛及肝阳上亢所致的高血压。

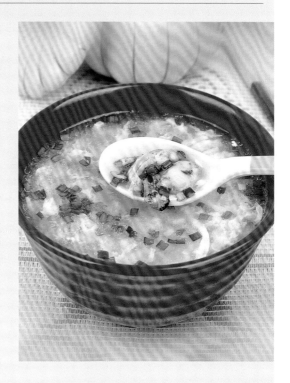

第四章 调理药膳 7种高血压对症

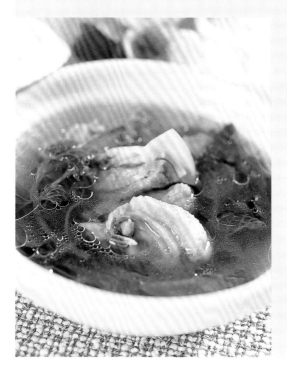

薄荷水鸭汤

材料 水鸭400克，鲜薄荷30克，钩藤、生姜各10克，盐、味精、胡椒粉、鸡精、油各适量。

做法

1. 水鸭收拾干净，斩成小块；鲜薄荷洗净，摘取嫩叶；钩藤洗净；生姜洗净，切片。

2. 锅中加水烧沸，下鸭块余去血水，捞出备用；钩藤煎水去渣。

3. 净锅加油烧热，下入生姜片、鸭块炒干水分，加入钩藤药汤，倒入煲锅中煲约30分钟，再下入薄荷叶、盐、味精、胡椒粉、鸡精，调匀即可。

功效解读 本品具有清热解毒、滋阴潜阳的功效。可用于治疗肝阳上亢所致的高血压、糖尿病。

阴虚阳亢型的表现及对症食疗

阴虚即精血或津液的亏虚。正常情况下，若阴和阳是相对平衡的，互相制约且互相协调，人体就是健康的。当精血或津液亏虚时，阳气失去制约，就会产生亢盛的病理变化，此为"阳亢"，表现为潮热、五心烦热、心神不宁、视物不清等症状。

🔍 症状剖析

阴虚阳亢型高血压患者火气大，伴有头晕耳鸣、眼花干涩、头重脚轻、腰膝酸软、五心烦热、心悸失眠、潮热盗汗、舌质红或暗红、舌苔薄白或薄黄、脉象沉细等症。阴虚阳亢型患者有明显的头痛、头晕伴头重脚轻的症状，而肝阳上亢型患者头痛多为胀痛，这是两者区别最明显的症状。

🔍 治疗原则

对于阴虚阳亢型高血压患者，治疗应以"滋阴潜阳"为主要原则，以滋阴培本为主，降火清源为辅。滋阴就是增补津液、水分，潜阳即降火、泄热。可用到的中药有杞菊地黄丸、大补阴丸，能有效减轻头晕耳鸣、五心烦热、眼花干涩等症状。

🔍 对症方药

1. 生地、熟地各 25 克，沙参、麦门冬、当归、枸杞各 15 克，石斛、芦根各 12 克，龟板、鳖甲各 10 克，川楝子、炙甘草各 6 克。水煎服，每日 1 剂，每剂煎两遍，将两次煎的药汁兑匀，分两次服用。本品具有滋阴生津、补气养阴、清热养血、疏肝理气的作用，对阴虚阳亢型高血压患者有较好的治疗效果。

2. 伴有头晕、头痛、目眩者，可在第一方的基础上加天麻 20 克，钩藤、地龙各 10 克；夜间盗汗较严重者，可加浮小麦 10 克，五味子 12 克；伴失眠、心悸较严重者，则加酸枣仁、茯神各 10 克。

3. 紫菜适量，芹菜 5 根，番茄 1 个，荸荠 1 个，洋葱 1 个。紫菜用清水浸泡去沙，芹菜洗净切段，番茄洗净切片，洋葱洗净切丝，荸荠去皮，洗净切成片。以上食材一起放入锅内，加水煮半小时，加调料即成。此方可滋阴、平肝、降压，适合阴虚阳亢型高血压患者服用。

推荐食材

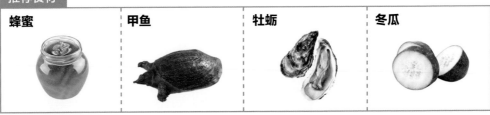

| 蜂蜜 | 甲鱼 | 牡蛎 | 冬瓜 |

推荐药材

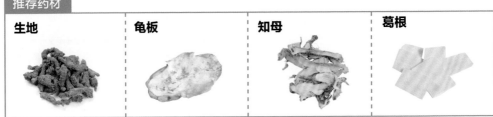

| 生地 | 龟板 | 知母 | 葛根 |

酸枣玉竹糯米粥

材料 酸枣仁、玉竹、灯芯草各15克，糯米100克，盐2克。

做法

1. 糯米洗净，浸泡半小时，捞出沥干水分备用；酸枣仁洗净；玉竹、灯芯草洗净，切段备用。
2. 锅中倒入清水，放入糯米，以大火煮沸。
3. 加入酸枣仁、玉竹、灯芯草同煮5分钟后，再以小火煮至呈浓稠状，调入盐拌匀即可。

功效解读 此粥具有清心降火、生津益胃、滋阴潜阳、安神助眠等功效。可用于头晕头痛、烦躁易怒、夜不能眠等阴虚火旺型高血压患者食疗。

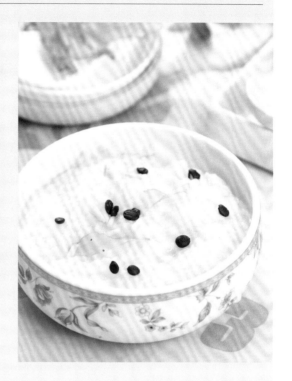

第四章 调理药膳
7种高血压对症

生地甲鱼汤

材料 甲鱼250克，枸杞、生地、黄精各10克，盐3克，葱段2克，清汤、西蓝花各适量。

做法

1. 将甲鱼收拾干净，斩块，放入沸水中汆烫，去血污，捞起沥干水分备用；枸杞、生地、黄精均分别用温水冲洗干净备用；西蓝花洗净，掰小朵。
2. 锅置于火上，倒入清汤，调入盐，将生地、黄精、葱段倒入锅中烧沸。
3. 下入甲鱼、枸杞、西蓝花，继续煮至甲鱼熟。

功效解读 本品具有滋阴潜阳、养肝补肾、清热凉血、养血补虚等功效。可用于阴虚阳亢型高血压的治疗。

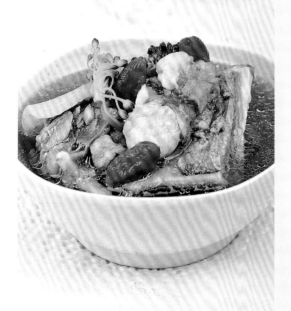

肝肾阴虚型的表现及对症食疗

高血压的中后期病情多表现为肝肾阴虚症状，这是由于长期血压偏高，不仅伤及肝脏，也伤及肾脏，多由火热过盛日久造成阴液亏虚。表现为眩晕耳鸣、两目干涩、四肢酸软、失眠多梦、骨蒸劳热、手足心热、夜尿频多、口干咽燥等症状。

🔍 症状剖析

肝肾皆虚，表示疾病已经到了较严重的程度，必须立即治疗。高血压发展至此证型者，体内火气已尽，因此不会有头痛的问题，伴随出现的是两目干涩、眩晕耳鸣、两颧潮红、口干咽燥、舌质红、舌苔少或无苔等症状。需特别注意的是，肝肾阴虚型患者常有足跟痛，这是肾阴虚的表现，如果平日没有穿高跟鞋也不常久站就出现足跟痛的症状，就要特别注意了。

🔍 治疗原则

对于肝肾阴虚型的高血压患者，治疗应以"滋阴潜阳、滋补肝肾"为主，可用中药丸剂六味地黄丸。这是中医用来滋补肾阴的代表方剂，可治疗肝肾阴虚型高血压、糖尿病、肾脏病等。

🔍 对症方药

1. 熟地 30 克，山药、山茱萸各 20 克，泽泻、茯苓、牡丹皮各 10 克，何首乌、牛膝、女贞子各 12 克，炙甘草 8 克。水煎服，每日 1 剂，每剂煎两遍，将两次煎的药汁兑匀，分两次服用。本品具有滋阴生津、补肾养血、清热疏肝的作用，对肝肾阴虚型高血压患者有较好的治疗作用。

2. 体内有热者，可在第一方的基础上加菊花、枸杞各 10 克；伴失眠、心悸较严重者，则在第一方的基础上加酸枣仁、合欢皮各 10 克。

3. 黑芝麻、山药各 50 克，核桃仁、板栗肉各 30 克，冰糖 20 克。黑芝麻去杂洗净，入锅炒香熟，研为末，待用；山药烘干研末，与黑芝麻末一起混匀，待用；核桃仁、板栗肉入锅，加水 300 毫升，先用大火烧沸，再用小火煮 30 分钟，放入冰糖煮溶，再加入黑芝麻、山药末混匀，稍煮成羹状即可。每日 1 剂，分两次服食。此方可补肝益肾，祛风止痛，益精补脑，强壮腰膝。适用于治疗肝肾阴虚型高血压。

推荐食材

| 蜂蜜 | 甲鱼 | 牡蛎 | 乌鸡 |

推荐药材

| 生地 | 熟地 | 山药 | 丹参 |

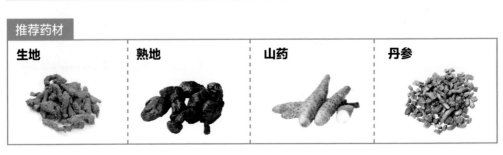

何首乌枸杞粥

材料 何首乌12克，大米100克，枸杞15克，盐2克，葱少许。

做法

1. 何首乌洗净入锅，倒入一碗水熬至半碗，去渣待用；枸杞洗净；葱洗净切成葱花；大米洗净泡软。
2. 锅置火上，注水后放入大米，用大火煮至米粒绽开。
3. 倒入何首乌汁，放入枸杞，改用小火熬至粥成，放入盐，撒上葱花即可。

功效解读 此粥可以滋阴养血、补养肝肾，适合肝肾阴虚型高血压患者食用。

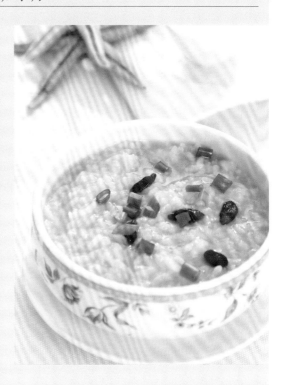

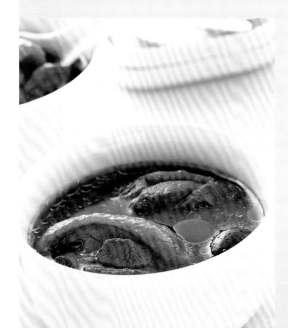

茱萸地黄鸡汤

材料 鸡腿150克，熟地25克，山茱萸、山药、牡丹皮、茯苓、泽泻各10克，红枣8颗，盐适量。

做法

1. 鸡腿洗净，剁块，放入沸水中汆烫，捞出洗净；熟地、山茱萸、山药、牡丹皮、茯苓、泽泻、红枣均洗净。
2. 将鸡腿和所有药材一起放入炖锅，加1200毫升水以大火煮开。
3. 转小火慢炖30分钟，调入盐即成。

功效解读 本品具有滋阴潜阳、滋补肝肾的功效。可用于头晕耳鸣、腰膝酸软、潮热盗汗、自汗盗汗等肝肾阴虚型高血压患者食疗。

阴阳两虚型的表现及对症食疗

肾阴亏虚日久会累及肾阳，也就是中医里讲的"阴损及阳"。由此可见，阴阳两虚是肝肾阴虚的进一步恶化，说明人体五脏六腑的功能很虚衰，病情已经相当严重。阴阳两虚型高血压患者的主要症状有：头晕目眩、怕冷、四肢冰凉、腹泻等。

🔍 症状剖析

阴阳两虚型的高血压患者不宜过度劳累，否则会使症状加重。该型多见于晚期高血压患者，并以头重脚轻、既不耐冷也不耐热为特点。主要症状有：头晕目眩、怕冷、四肢冰凉、腹胀腹泻、腰膝酸痛，还伴有心悸气短、耳鸣耳聋、自汗盗汗、舌苔薄或无苔、脉象微弱等。

🔍 治疗原则

对于阴阳两虚型的高血压患者，治疗当以"育阴助阳，阴阳双补"为原则，可用的中药方剂有炙甘草汤、龟鹿二仙胶和桂附地黄丸。一般高血压发展到这个阶段，已经严重影响到了肾脏、心脏。桂附地黄丸、龟鹿二仙胶是补肾养虚的良方，炙甘草汤则是治疗由高血压引起的心脏衰竭的药方。

🔍 对症方药

1. 取干地黄 30 克，山药、山茱萸各 15 克，泽泻、茯苓、牡丹皮各 10 克，制附子、桂枝各 6 克，龟胶、鹿角胶各 10 克。将除龟胶、鹿角胶之外的其他药材煎取药汁两遍，将两次煎的药汁倒入锅中，放入龟胶、鹿角胶煮至龟胶、鹿角胶溶化。将药汁分早晚两次服用，每日服 1 剂。本方具有滋补阴血，温阳补肾的作用，对阴阳两虚、元气大损的高血压患者有很好的疗效。

2. 取猪腰 2 个，杜仲 20 克，核桃肉 30 克，猪油、盐各适量。将猪腰去臊膜洗净，同杜仲、核桃肉一起放入锅内，清水炖煮约 20 分钟，熟后去杜仲，加猪油、盐调匀即成。此方可以滋阴养血，恢复元气，适用于阴阳两虚型高血压患者。

3. 取香菇 40 克，浸软，洗净去蒂。用适量鸡肉及姜、葱熬成 6 碗汤。鸡汤放入蒸碗内，加香菇、料酒、盐，用玻璃纸封口，蒸约 1 小时即成。此方可以滋阴补阳，对缓解阴阳两虚型高血压的症状有较好的疗效。

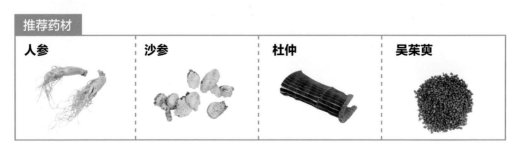

推荐食材

| 蜂蜜 | 乌鸡 | 核桃 | 莲子 |

推荐药材

| 人参 | 沙参 | 杜仲 | 吴茱萸 |

桂枝莲子粥

材料 桂枝20克，莲子30克，白糖5克，沙参15克，大米100克，葱花适量。

做法

1. 大米淘洗干净，放入水中浸泡；桂枝洗净，切小段；莲子、沙参洗净备用。

2. 锅置火上，注入适量清水，将大米、莲子、沙参、桂枝一起放进锅中，熬煮至米烂，放入白糖稍煮，撒上葱花即可。

功效解读 本品具有助阳解表、温通经络、补肾涩精的作用。可用于治疗阴阳内虚型高血压、风寒表证所致的全身酸重疼痛、寒凝血瘀性月经不调、遗精滑泄等病症。

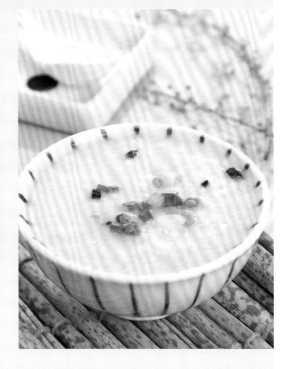

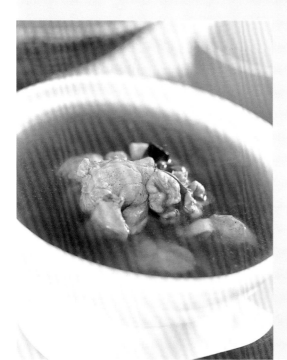

杜仲核桃兔肉汤

材料 兔肉200克，生姜2片，杜仲、核桃肉各30克，盐3克。

做法

1. 兔肉洗净，斩件备用。

2. 杜仲、生姜分别洗净；核桃肉用开水烫，剥去外皮。

3. 锅洗净，置火上，把兔肉、杜仲、核桃肉一起放入锅内，加清水适量，放入生姜，大火煮沸后，小火煲2~3小时，调入盐即可。

功效解读 本品具有滋阴壮阳、补肾强筋、健脑益智、安胎润肠等功效。可用于缓解阴阳两虚型高血压、气虚型便秘、肾气虚型胎动不安等症。

第四章 调理药膳 7种高血压对症

痰湿阻逆型的表现及对症食疗

痰湿是人体中不正常的水液代谢物，多由于脏腑功能失调再加上外感六邪的影响，致使津液不能正常输送，而停滞在人体的某个部位或器官，造成气血、经络运行不畅，从而导致人体器官出现功能障碍。表现为：头晕目眩、四肢麻木沉重等。

🔍 症状剖析

高血压的形成，除了与脏腑失调的内在因素有关，外部因素也有很大的影响。中医将内在致病因素分为"热、痰、湿、瘀"四种，外部致病因素分为"风、寒、暑、湿、燥、火"六种。痰湿阻逆型高血压的主要症状有：头晕目眩、头重如裹（像被湿布裹住的感觉）、四肢麻木沉重、胸闷恶心、不思饮食、困倦嗜睡、呕恶痰涎、舌色淡、舌苔白腻、脉滑。

🔍 治疗原则

对于痰湿阻逆型的高血压患者，治疗应以"化湿祛痰，健脾和胃"为原则，中医的代表方剂有半夏天麻白术汤和温胆汤。痰湿伴有寒者可用半夏天麻白术汤，痰湿夹热者宜用温胆汤。

🔍 对症方药

1. 取白术 20 克，半夏、天麻、茯苓各 15 克，苍术、黄芪各 12 克，陈皮 8 克，生姜 3 片。用水煎服，每日 1 剂，每剂煎两遍，将两次煎的药汁兑匀，分两次服用。本品有健脾祛湿、化痰开窍的功效，对痰湿阻逆型的高血压患者有较好的治疗作用。

2. 取荸荠 250 克，海蜇 120 克。将荸荠洗净去皮。海蜇用水洗净。把荸荠、海蜇一起放入锅内，加水适量，小火煮 2 小时，调味即可。随量饮用。此汤可清热化痰，生津润燥。适用于高血压属痰湿阻逆者。

3. 取炒薏米 20 克，天麻、制半夏、白蒺藜、枳壳、陈皮各 10 克，炒白术、竹茹各 12 克，钩藤、茯苓各 15 克，青木香 6 克。水煎服，每日 1 剂，分 3 次服用。此方健脾化痰，主治痰湿逆阻型高血压。

推荐食材

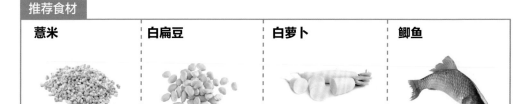

| 薏米 | 白扁豆 | 白萝卜 | 鲫鱼 |

推荐药材

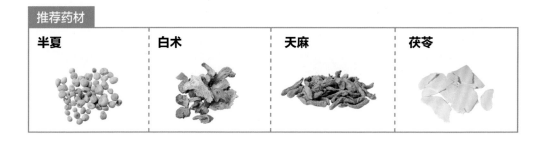

| 半夏 | 白术 | 天麻 | 茯苓 |

188

山药白扁豆粥

材料 山药25克，大米100克，白扁豆、莱菔子各20克，味精1克，香油5毫升，盐2克，葱少许。

做法

1. 白扁豆、莱菔子洗净；山药去皮洗净，切小块；葱洗净切成葱花；大米淘净。

2. 锅内注水，放入大米、白扁豆、莱菔子，用大火煮至米粒绽开，放入山药。

3. 改用小火煮至粥成，放入盐、味精、香油调味，撒上葱花即可食用。

功效解读 此粥具有补脾和中、祛湿化痰的功效，可用于痰湿阻逆型高血压患者的治疗。

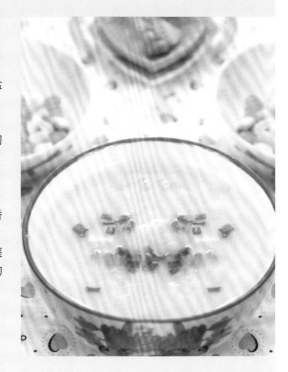

第四章 调理药膳

7种高血压对症

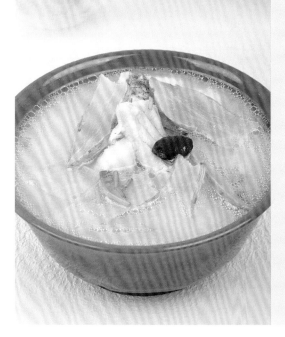

半夏天麻鱼头汤

材料 干天麻20克，半夏15克，鲢鱼头半个，盐、香菜末、枸杞各适量。

做法

1. 鲢鱼头收拾干净斩块，放入沸水中氽烫，捞起沥干水分备用；干天麻用清水洗净后，放入水中浸泡备用；半夏洗净备用。

2. 锅中注入适量的清水，调入盐，煮沸。

3. 下入鲢鱼头、半夏、天麻、枸杞，煲至鲢鱼头熟，撒上香菜末即可。

功效解读 本品具有化痰止呕、止咳化痰、镇静安神、息风止痉的功效，适用于治疗痰湿阻逆型高血压、脑卒中、癫痫等症。

瘀血阻滞型的表现及对症食疗

瘀血阻滞多是由于体内血管内的血液黏稠、运行不畅，导致血液瘀阻，从而引发一系列心脑血管疾病，如脑出血、蛛网膜下腔出血等并发症。表现为头痛眩晕、有时头痛如针刺状，或伴胸胁疼痛、烦躁易怒，兼有健忘、失眠等症状。

🔍 症状剖析

瘀血阻滞是高血压的一个常见证型，瘀血分为气滞型瘀血、血热型瘀血、气虚型瘀血等类型，但高血压患者以气滞型和血热型瘀血多见。瘀血阻滞型高血压常见的症状有：头痛眩晕、有时头痛如针刺状，或伴胸胁疼痛、烦躁易怒，兼有精神不振、健忘、失眠、心悸、耳鸣耳聋、面色晦暗呈紫色、舌色紫暗有瘀点、脉象弦涩。

🔍 治疗原则

对于瘀血阻滞型高血压，治疗当以凉血止血、活血化瘀为主。气滞型瘀血当以行气活血为主，而血热型瘀血当以凉血活血为主。中医常用的代表方有通窍活血汤，可根据患者的具体症状在此方的基础上加减药材。

🔍 对症方药

1. 赤芍、川芎、红花各10克，桃仁、生姜各8克，黄酒50毫升。水煎服，每日1剂，每剂煎两遍，将两次煎的药汁兑匀，分两次服用。此方可活血化瘀，通畅气血，对瘀血阻滞型高血压患者具有较好的治疗效果。

2. 如果高血压患者除了瘀血阻滞的症状之外，还在此基础上伴有抑郁或者烦躁易怒、口苦、两侧胸胁胀痛或刺痛，可在第一方的基础上加上柴胡、郁金各10克，川楝子5克。用水煎服，每日1剂，每剂煎两遍，将两次煎的药汁兑匀，分两次服用。

3. 如果高血压患者除了瘀血阻滞的症状之外，还伴有小便黄赤、涩痛等症状，可在第一方的基础上加白茅根15克，牡丹皮、生地各10克，用水煎服，每日1剂，每剂煎两遍，将两次煎的药汁兑匀，分两次服用。

推荐食材

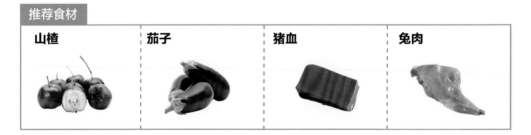

| 山楂 | 茄子 | 猪血 | 兔肉 |

推荐药材

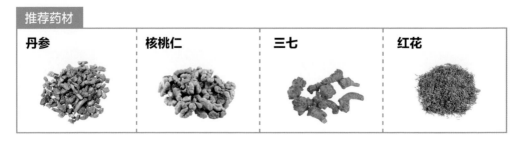

| 丹参 | 核桃仁 | 三七 | 红花 |

丹参山楂大米粥

材料 丹参20克，干山楂10克，大米100克，桃仁6克，红糖5克，葱花少许。

做法

1. 大米洗净放入水中浸泡；干山楂、桃仁用温水泡后洗净。

2. 丹参洗净，用纱布袋装好扎紧袋口，放入锅中加清水熬汁。

3. 锅置火上，放入大米、山楂、桃仁煮至七成熟，倒入丹参汁煮至粥将成，放红糖调匀，撒上葱花即可。

功效解读 本品具有活血化瘀、疏肝行气、健脾消食的功效，可用于缓解瘀血阻滞型高血压。

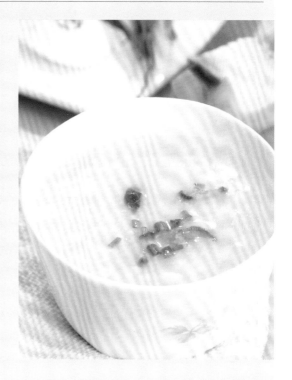

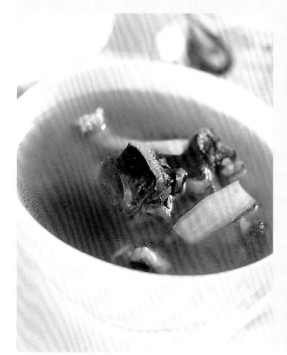

丹皮三七炖鸡

材料 乌鸡1只，牡丹皮30克，三七10克，姜丝适量，盐、味精各2克。

做法

1. 乌鸡收拾干净切块，放入沸水中汆烫去血污，捞起沥干水分备用；牡丹皮、三七分别用清水洗净。

2. 将三七、牡丹皮一起装入纱布袋中，扎紧袋口。

3. 布袋与乌鸡一同放入砂锅中，加600毫升清水，烧开后加入姜丝和盐，小火炖1小时，调入味精即可。

功效解读 本品具有益气养血、活血化瘀、凉血止血的功效，可用于治疗瘀血阻滞型高血压。

气血两虚型的表现及对症食疗

气能够推动血液的正常运行，若气虚则推动血液运行无力，容易导致血液凝滞，引起血压升高。而且血虚还会导致血管失于濡养，造成血压高、血管硬化等病症。表现为：面色苍白或萎黄、精神倦怠、神疲乏力、少气懒言、心悸、失眠等。

🔍 症状剖析

临床发现部分血压难控制的患者，通常属于气血两虚型的高血压患者。血虚也会导致血管失于濡养，造成血压高、血管硬化等病症。气血两虚型高血压常见的症状有：面色苍白或萎黄、精神倦怠、神疲乏力、心悸气短、失眠多梦、饮食减少、经常头晕、平时易感冒、汗出较多特别是活动后更厉害、舌色淡、舌苔薄白、脉象较弱。

🔍 治疗原则

对于气血两虚型高血压患者，治疗当以补气养血、调和心脾为主，中医常用的代表方有归脾汤（或归脾丸）。可治疗因气血亏虚引起的高血压、贫血、营养不良等症状。

🔍 对症方药

1. 炒黄芪25克，当归、白术、党参各15克，茯苓、炒酸枣仁、桂圆、红枣各10克，木香8克，

炙甘草6克，生姜3片。水煎服，每日1剂，每剂煎两遍，将两次煎的药汁兑匀，分两次服用。本品具有补气养血、调和心脾、降低血压的功效，对气血两虚型高血压患者有较好的疗效。

2. 取甲鱼或金钱龟640克，山药40克，枸杞20克，红枣5颗，姜适量。甲鱼去肠脏斩块，用开水汆去血腥，捞起沥干备用；山药、枸杞、红枣（去核）洗净，与姜、甲鱼同放入炖盅内，加水适量，加盖，隔水大火煮沸后，再转小火炖3小时，调味即可。此汤有降低血压，养血滋补的作用，可有效缓解气血两虚型高血压的症状。

3. 取鲜草菇120克洗净，放入烧沸的姜葱水中烫一下，捞出沥干水分；韭黄洗净；猪瘦肉250克洗净切成片。锅内加适量清水烧沸，放入鲜草菇、肉片，煮约5分钟，再放入韭黄、葱花，调匀即成。此方可补脾益气、补气益血，缓解气血两虚型高血压患者和阳亢型高血压患者的症状。

推荐食材

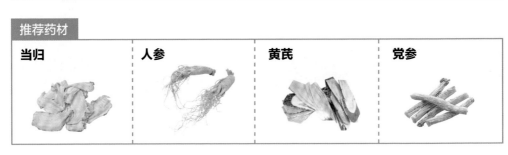

| 乌鸡 | 草鱼 | 荸荠 | 牛肉 |

推荐药材

| 当归 | 人参 | 黄芪 | 党参 |

黄芪山药鱼汤

材料 石斑鱼1条，黄芪、山药各15克，姜1段，葱1棵，盐3克，米酒10毫升。

做法

1. 石斑鱼收拾干净，在鱼背两面各斜划一刀；姜洗净，切片备用；葱洗净，切丝备用；黄芪、山药均洗净备用。

2. 黄芪、山药放入锅中，加水以大火煮开，转小火熬约15分钟后，放入姜片和石斑鱼，煮8~10分钟。

3. 待鱼煮熟后，加入盐、米酒调味，撒上葱丝即可。

功效解读 本品有益气养血、健脾补虚的功效，可用于辅助治疗气血两虚型高血压。

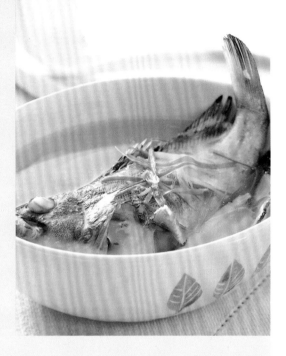

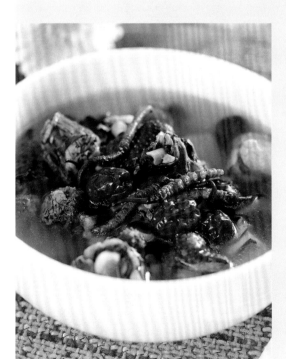

虫草红枣乌鸡汤

材料 冬虫夏草2克，红枣10克，乌鸡半只，鲜奶适量，盐3克，生姜3片。

做法

1. 红枣去核洗净；冬虫夏草洗净。

2. 乌鸡处理干净，斩件汆水。

3. 将冬虫夏草、红枣、乌鸡、姜片放入炖盅中，加入600毫升沸水，加盖，隔水炖2小时，倒入鲜奶，加盐调味即可。

功效解读 本品具有益气补虚、养血健脾、宁心安神等功效。可用于缓解头晕目眩、神疲乏力、口唇色淡、心悸失眠、面色苍白等气血两虚型高血压，对女性更年期综合征也有良好的食疗作用。

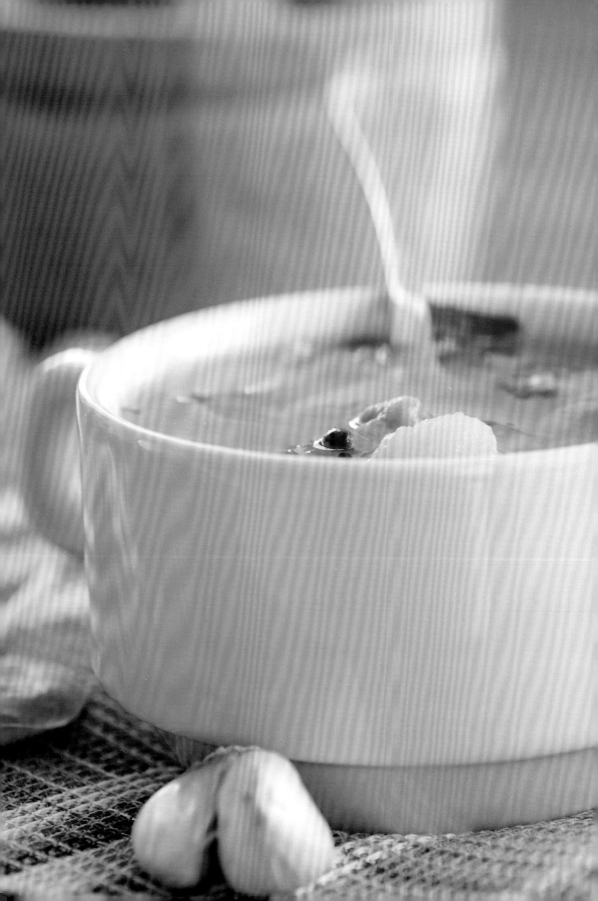

第五章

8种高血压并发症饮食调理

　　高血压并不仅仅以患者出现头晕、头痛、心悸、耳鸣等为主要症状，还会严重危及人体脏腑器官乃至生命。它不是一个独立的疾病，而是会引发心、脑血管和肾脏病变的一种病。它危害人体哪个器官，哪个器官就会发病，这就是高血压并发症。本章将介绍8种常见高血压并发症的调理办法，让读者在生活中更有针对性地防治高血压并发症。

合并肥胖症——减肥+降压

肥胖者患高血压的概率较大，20～30岁之间的肥胖者患高血压的概率比体型正常的同龄人高出一倍，40～50岁之间的肥胖者患高血压的概率比体型正常的同龄人高50%。

重点治疗任务：减肥降脂，少吃肥甘厚腻食物。

🔍 症状表现

☑肥胖　　　　☑耳鸣

☑心悸　　　　☑肢体麻木

☑视物模糊　　☑失眠

☑眩晕　　　　☑眼前突然发黑

🔍 饮食调养原则

多吃具有调理脾胃作用的食物，如山药、薏米、香菇、银耳、南瓜、胡萝卜等。多吃具有化痰祛痰作用的食物，如梨、白萝卜、大蒜、茼蒿、柿子、杏仁、百合、苹果、甘蔗等。忌肥甘厚腻，不吃或少吃甜食、油炸食品、烧烤、酒。

🔍 对症方药

绿豆海带汤：绿豆120克，海带60克。将绿豆洗净提前浸泡，海带泡发漂洗后切丝。将两者一同放入砂锅中，加水小火炖煮至烂熟，加调料即成。可清热解毒，消暑利水。本品适用于高血压、皮肤瘙痒症患者。

绿豆大蒜汤：大蒜50瓣（50岁以下者以1岁1瓣计算），绿豆100克，冰糖适量。大蒜剥去外衣，绿豆洗净泡好，将两味同放入有盖的大口杯中，加水约500毫升，再加适量冰糖盖好，置锅内炖熟，取汤饮用（绿豆也可吃）。

专家这样讲

高血压的病因探析

在我国各大城市，高血压发病率都呈上升趋势，每年新增加患者达300万之多。高血压已成为中国都市居民的一大健康杀手，不能不引起人们的重视。现代研究认为，高血压的病因主要与高血压家族史、紧张、焦虑、缺乏体育活动、摄入盐分过多、肥胖、吸烟等有关。

☺ 合并肥胖症食材推荐

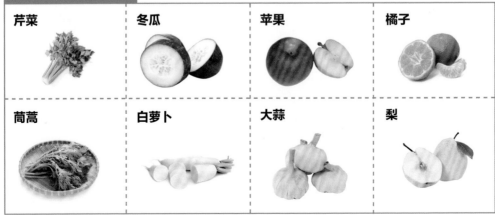

芹菜	冬瓜	苹果	橘子
茼蒿	白萝卜	大蒜	梨

芹菜百合

材料 芹菜250克,百合100克,红椒、青椒各30克,盐3克,香油20毫升。

做法

1. 将芹菜洗净斜切成段;百合洗净;红椒、青椒洗净切块。
2. 锅中入水,烧开后放入切好的芹菜、百合、红椒、青椒焯至熟,捞出沥干水分,装盘待用。
3. 加入香油和盐搅拌均匀即可食用。

功效解读 芹菜含有维生素P,可降低血压、血脂,有效预防冠心病、动脉硬化等病。百合有滋阴、降压的功效,可改善高血压患者的睡眠状况。

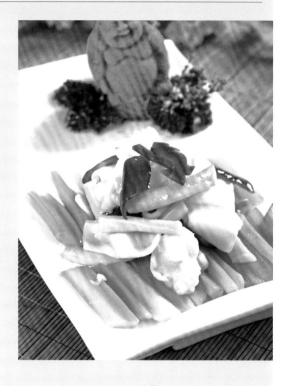

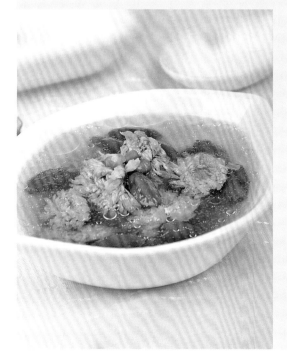

菊花枸杞绿豆汤

材料 干菊花6克,枸杞15克,绿豆30克,蜂蜜适量。

做法

1. 绿豆洗净,用温开水泡发。
2. 枸杞、菊花用冷水洗净。
3. 瓦煲内放约1500毫升水烧开,加入绿豆,大火煮开后改用中火煮约30分钟,菊花及枸杞在汤煲好前放入即可关火,蜂蜜在汤温度低于60℃时加入。

功效解读 本品能帮助降低血压,适合肝火旺盛的高血压患者食用。

合并糖尿病——控糖+降压

糖尿病患者患上高血压的概率要比正常人高两倍，对身体的损害非常大，高血压合并糖尿病患者发生血管损伤及硬化的概率是单纯高血压患者的两倍，引发心肌梗死及脑卒中的概率也大大增加。

重点治疗任务：清淡饮食，避免高糖、高脂肪、高淀粉食物。

症状表现

☑头疼   ☑胸闷

☑头晕   ☑食欲不振

☑视物模糊   ☑心悸

☑失眠   ☑水肿

饮食调养原则

高血压合并糖尿病患者的饮食要在维持理想体重的基础上控制总能量；主食多选择血糖指数较低的全谷类和粗粮；食物清淡、少盐；多摄入富含膳食纤维的食物，每日蔬菜不少于500克；少食多餐，定时定量。宜食用菠菜、空心菜、白菜、橄榄菜、芹菜、番茄、冬瓜、苦瓜、黄瓜等食物。

对症方药

芹菜粳米粥：新鲜芹菜60克，粳米100克。芹菜洗净、切碎，与粳米同入砂锅内，加水500毫升，同煮为菜粥。每日早、晚餐食用。本品具有降压降糖的功效，同时还有助于预防动脉硬化。

菊香槐花绿茶饮：菊花、槐花、绿茶各3克。将三味同入瓷杯中，以沸水冲泡，盖严杯盖温浸5分钟代茶饮服，每日数次。本品有消脂降压的功效。

专家这样讲

控制血糖与降低血压要双管齐下

糖尿病与高血压的联系非常密切，糖尿病患者的血脂增高，凝血功能异常，会使高血压患者本已存在的高凝状态进一步加重，更易产生脑梗死；高血压会加快糖尿病肾病的发生发展，而糖尿病肾病的进展加速，又会引起血压的进一步升高，形成恶性循环。

☺ 合并糖尿病食材推荐

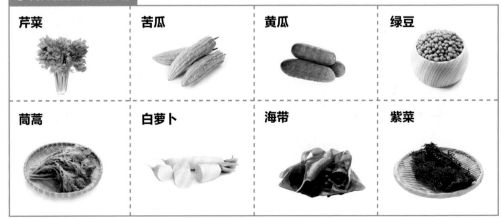

芹菜	苦瓜	黄瓜	绿豆
茼蒿	白萝卜	海带	紫菜

香菇燕麦粥

材料 香菇、白菜各适量，燕麦片60克，盐2克，葱8克。

做法

1. 香菇泡发洗净，切片；白菜洗净，切丝；葱洗净，切花。
2. 锅置火上，倒入清水，放入燕麦片，以大火煮开。
3. 加入香菇、白菜同煮至浓稠状，调入盐，撒上葱花即可。

功效解读 此粥有降低胆固醇、利水消肿的功效，对人体的生长发育和新陈代谢有明显的促进作用。

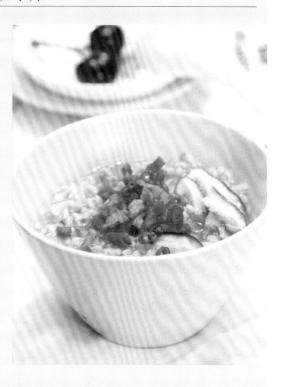

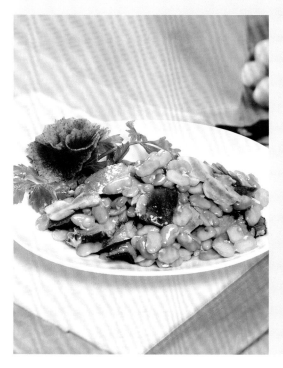

湘味蚕豆炒瘦肉

材料 蚕豆250克，瘦肉200克，胡萝卜50克，盐3克，鸡精2克，醋、油各适量。

做法

1. 蚕豆去皮，洗净备用；瘦肉洗净，切片；胡萝卜洗净，切片。
2. 热锅下油，放入瘦肉略炒，再放入蚕豆、胡萝卜一起炒，加盐、鸡精、醋调味，待熟装盘即可。

功效解读 本品可改善微血管功能，有增强免疫力，降低血糖、血压、血脂的作用，对高血压、糖尿病、高脂血症都有一定的食疗作用。

合并高脂血症——调脂+降压

高血压的发生与发展和高脂血症有非常密切的关系，高血压患者血液中的胆固醇和甘油三酯含量比正常人高很多，并且大部分高血压患者伴随有脂质代谢功能紊乱的症状。

重点治疗任务：限制脂肪的摄入，合理饮食，降低血脂。

🔍 症状表现

☑肥胖　　　　☑注意力不集中

☑头晕　　　　☑胸闷

☑烦躁　　　　☑心悸

☑失眠　　　　☑肢体麻木

🔍 饮食调养原则

　　高血压合并高脂血症患者的日常饮食应注意避免高脂肪、高胆固醇的食物；避免重油、油炸、煎烤和过咸的食物；烹调用油应限量，最好选用茶油或改良菜籽油。适量控制主食及甜食；多吃新鲜蔬菜、豆制品和全谷类；多吃洋葱、大蒜、苦瓜、山楂、黑木耳、香菇、海带、黄豆及甘蓝等具有调脂作用的食物。

🔍 对症方药

　　黑木耳豆腐汤：嫩豆腐丁200克，胡萝卜50克，黑木耳（泡好撕小朵）20克。烧锅内加入鲜汤一碗，倒入黑木耳、胡萝卜，煮沸后放入豆腐调味。本品具有健脾除湿、通便降脂的功效。

　　肉丁炒黄瓜：黄瓜120克，猪瘦肉30克。猪肉、黄瓜切丁，用少许盐拌一下，油锅烧热后，将肉丁和黄瓜丁一同煸炒，待熟即成。本品具有清热利水、降低血脂的功效。

专家这样讲

降脂是关键

　　如果是由于高脂血症所引起的高血压，那么只有血脂降下来，血压才能降下来。所以一切自我调治和注意事项应以治疗高脂血症为主。高脂血症是由日常生活习惯不良而引起的一种顽固性疾病，饮食和保健是治疗高脂血症的关键，如果能够长期坚持控制饮食且方法得当，会有意想不到的效果。

☺ 合并高脂血症食材推荐

黄豆	**黑木耳**	**洋葱**	**香菇**
山楂	**马齿苋**	**海带**	**苹果**
		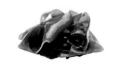	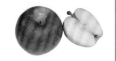

枸杞炒玉米

材料 玉米粒300克，枸杞100克，盐、食用油、味精、水淀粉各适量。

做法

1. 将玉米粒、枸杞清洗干净，分别放进沸水中焯一下。
2. 炒锅洗净，置于火上，加入适量的食用油烧热，然后倒入玉米粒、枸杞、盐、味精一起翻炒至玉米熟。
3. 用水淀粉勾芡即可。

功效解读 高血压患者常吃本品，可以有效调脂降压，还能预防心脑血管并发症的发生。

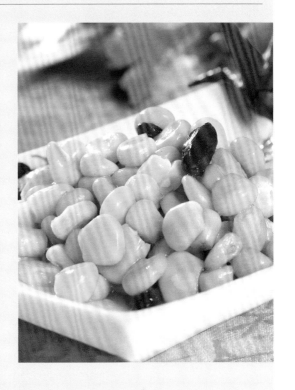

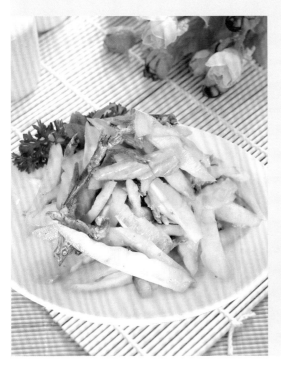

银鱼苦瓜

材料 银鱼干200克，苦瓜300克，盐、鸡精、白糖、料酒、油各适量。

做法

1. 将银鱼处理干净；苦瓜洗净后切片，用盐腌一下，以去除苦味。
2. 油锅烧热，放入银鱼干炸香捞出。
3. 锅内留底油，加入苦瓜片炒熟，然后放入鸡精、白糖、料酒调味，再加入银鱼干，翻炒均匀即成。

功效解读 银鱼可有效降低血压、血脂，扩张动脉血管。苦瓜对保持血管弹性、维持正常生理功能，以及防治高血压、冠心病等具有积极作用。

合并高尿酸血症——限嘌呤+降压

高血压患者血管组织易出现异常及肾功能下降，从而导致尿酸不能及时从肾脏排出。当高血压与高尿酸血症同时存在时，患者患其他病的危险性比血尿酸水平正常的高血压患者高 3～5 倍。

重点治疗任务：促进尿酸排泄，避免食用含嘌呤较多的食物。

🔍 症状表现

☑肾炎　　　　☑关节疼痛

☑头晕　　　　☑胸闷

☑尿蛋白　　　☑心悸气短

☑少尿　　　　☑恶心呕吐

🔍 饮食调养原则

高血压合并高尿酸血症患者要控制体重，限制嘌呤摄入，少食油盐，戒除烟酒，多喝水，多食蔬菜水果。宜选用低嘌呤或不含嘌呤的食物，如白米、面粉、各种淀粉、面包、馒头、面条等谷类；各种蛋及蛋制品（胆固醇高者限用蛋黄）；各种鲜奶和乳制品；包菜、胡萝卜、油菜等蔬菜及薯类；各种鲜果、干果、果汁。

🔍 对症方药

冬瓜汤　取冬瓜肉300克，红枣8颗，姜丝少许。用油爆香姜丝，放入冬瓜和红枣，加水适量煮成汤即可。本品具有利水消肿、祛湿除烦的功效。

葛根粥：葛根粉 100 克，粳米 200 克。将葛根粉和粳米加水熬煮成粥即可。本品能够中和代谢尿酸，对高血压、糖尿病有一定疗效。

专家这样讲

选用具有保护肾脏作用的降压药

高血压合并高尿酸血症患者常累及肾脏，从而会引起慢性间质性肾炎和尿酸肾结石形成。在治疗上应使用对肾脏有保护作用的降压药，在日常饮食中要减少嘌呤的摄入，减少尿酸来源，促进尿酸排泄，不宜服用有利尿作用的降压药。

☺ 合并高尿酸血症食材推荐

番茄	冬瓜	南瓜	香菇
竹笋	丝瓜	梨	苹果

青椒蒸茄子

材料 青椒100克，茄子200克，盐、味精各3克，酱油、油各适量，红椒10克。

做法

1. 茄子用清水洗净，切条，放入沸水中焯烫，捞起，摆盘；青椒、红椒洗净，切块备用。
2. 锅置火上，入油烧热，下入青红椒块爆香，放盐、味精、酱油调成味汁，淋在茄子上。
3. 将盘子放入锅中，隔水蒸熟即可。

功效解读 青椒和茄子都是嘌呤含量很低的食物。本品有保护心血管、使心血管保持正常功能的作用，同时还可以降低血压、降脂减肥。

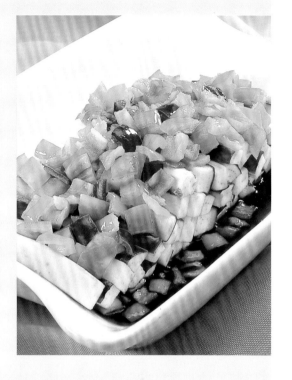

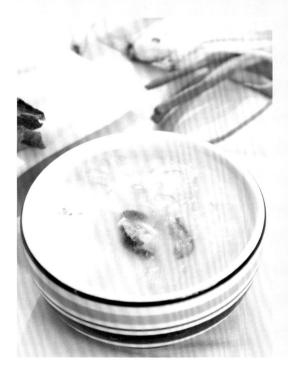

鲜藕雪梨粥

材料 莲藕、红枣、雪梨各20克，大米80克，蜂蜜适量。

做法

1. 雪梨去皮洗净，切片；红枣去核洗净；莲藕洗净切片；大米洗净备用。
2. 锅置火上，放入水、大米煮至米粒绽开后，放入雪梨、红枣、莲藕。
3. 用小火煮至粥成，调入蜂蜜即可。

功效解读 莲藕有清热凉血、通便止泻的功效，煮熟的梨有助于肾脏排泄尿酸，二者加上红枣、蜂蜜煮粥营养更加丰富。

合并肾功能减退——限蛋白+降压

慢性肾功能不全的患者易患高血压，这是因为肾功能下降，排尿减少，造成水和钠在体内潴留，从而导致血压升高。高血压同样也会引起肾功能衰退，导致肾功能不全。

重点治疗任务：限制盐的摄入，少吃蛋白质含量高的食物。

🔍 症状表现

☑ 水肿 　　　　☑ 乏力

☑ 头晕 　　　　☑ 肢体麻木

☑ 视力模糊 　　☑ 心悸

☑ 贫血 　　　　☑ 食欲不振

🔍 饮食调养原则

控制每日蛋白质的摄入量，一般为每日30～50克为宜；选用优质蛋白质；摄入一定的碳水化合物及脂类，以提供所需能量；食物多样化，宜清淡、少盐，避免油炸及烟熏食物；避免食用豆类食品和高钠食品，豆浆、豆腐等豆制品应在营养师的指导下限量食用。

🔍 对症方药

胡萝卜粥：新鲜胡萝卜20克，粳米100克。胡萝卜洗净切块，同粳米和水熬煮成粥，早、晚温热服用。本品可增加冠状动脉的血流量，降低血脂。

荸荠海带粥：荸荠200克，大米80克，海带30克，玉米须10克。将材料切好，加水熬煮成粥。本品有利尿降压、开胃生津的功效，特别适合老年性高血压及伴有肾功能减退者食用。

专家这样讲

高血压患者服药注意事项

高血压合并肾功能减退患者在选择药物治疗时，既要能控制血压，使之保持在稳定水平，同时又要不影响肾脏功能。患者需要长期坚持服药，才能控制血压，以降低发生中风、心肌梗死等疾病的风险，千万不可擅自停药。

☺ 合并肾功能减退食材推荐

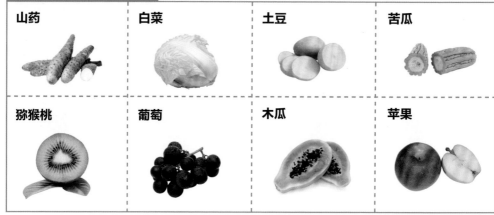

山药	白菜	土豆	苦瓜
猕猴桃	葡萄	木瓜	苹果

莴笋炒蘑菇

材料 莴笋350克，蘑菇200克，红甜椒1个，素鲜汤适量，料酒、盐、白糖、味精、水淀粉各适量。

做法

1. 将莴笋去皮，洗净，切菱形片；蘑菇洗净，切片；红甜椒洗净，切片。
2. 锅上火，倒入素鲜汤、蘑菇片、莴笋片、红椒片炒匀，加料酒、盐、白糖、味精烧沸，用适量水淀粉勾芡即成。

功效解读 本品可减少人体血清胆固醇、降低血压，对防治肝炎、胃溃疡等也有明显效果。

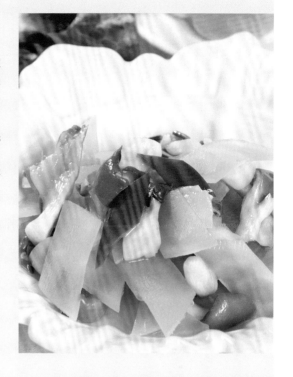

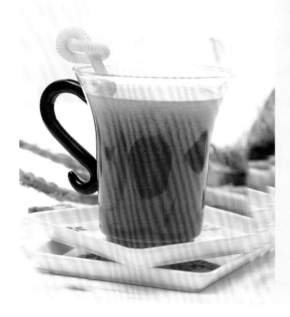

李子柠檬汁

材料 新鲜李子2个，柠檬1/4个。

做法

1. 李子洗净，削皮，去核，留仁，备用。
2. 柠檬洗净，切开，去皮，和李子一起放入榨汁机。
3. 将冷开水倒入榨汁机，充分搅匀，滤掉果渣，倒入杯中即可。

功效解读 李子、柠檬的蛋白质含量均不高，但维生素C、钙、铁含量十分丰富，能很好地稳定血压和保护心血管，还有增强食欲的作用，对高血压患者非常有利。

合并心力衰竭——减轻心脏负荷+降压

研究表明，大约有 39% 的男性高血压患者和 59% 的女性高血压患者伴有心力衰竭症状，有高血压病史者发生心衰的概率比无高血压病史者高 6 倍。

重点治疗任务：改善心脏收缩和舒张功能，控制血压。

🔍 症状表现

☑ 水肿　　　　☑ 心肌肥大

☑ 头晕　　　　☑ 梦中惊醒

☑ 胸闷　　　　☑ 劳力性呼吸困难

☑ 心悸　　　　☑ 肝肿大

🔍 饮食调养原则

患者要少食多餐，每日能量摄入满足需要即可；低钠盐、少饮水；蛋白质的摄入量不宜过高或过低，适量食用煮烂的鱼、蛋、瘦肉；多食用含钾丰富的蔬菜和水果；宜食用米饭、馒头、豆腐、青菜、白菜、芹菜、丝瓜、冬瓜、苹果、橘子、猕猴桃、青鱼、河虾、蘑菇、黑木耳、牛奶、酸奶等食物。

🔍 对症方药

白茯苓粥：白茯苓粉 15 克，粳米 100 克。将粳米、白茯苓粉放入锅内，加水适量，大火烧开后转小火炖熟。本品具有扩张血管、降压的功效。

玉竹粥：玉竹 50 克，粳米 80 克，冰糖 8 克。将玉竹洗净，切片，放入砂锅中煎汁去渣；将粳米洗净，与玉竹汁一同放入锅中，加入适量水，先用大火煮沸，再转为小火熬成粥，加冰糖调味即可。本品具有滋补强心、降压降糖的功效。

专家这样讲

少吃多餐，以流食和半流食为主

伴有心力衰竭的高血压患者，一般病情较重或者卧床不起，食欲和消化功能都较差。因此，在饮食上可采用定时定量和少食多餐的方法，一日最好吃 4 ~ 5 餐，每餐吃八分饱，食物以易消化的流食和半流食为主。

☺ 合并心力衰竭食材推荐

山药	菠菜	茄子	香蕉
草莓	葡萄	鲈鱼	瘦肉

桑葚青梅阳桃汁

材料 桑葚100克，青梅40克，阳桃50克，冰块适量。

做法

1. 将桑葚洗净；青梅洗净，去皮；阳桃洗净后切块。
2. 将以上材料放入果汁机中搅打成汁，加入适量的冰块即可。

功效解读 本品具有滋阴养血、补肝益肾、帮助消化的功效，能够降低心脏负荷，降低血压、血脂。其中的桑葚有滋阴润燥作用，尤适合有头晕目眩、口干口渴症状的高血压患者。

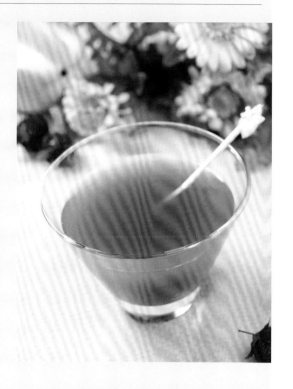

茼蒿包菜菠萝汁

材料 茼蒿、包菜、菠萝各100克，柠檬汁少许。

做法

1. 茼蒿和包菜洗净，切小块。
2. 菠萝去皮洗净，切块备用。
3. 将以上材料放入榨汁机中，搅拌均匀，加入柠檬汁调匀即可。

功效解读 本品清爽可口，对心脏的负荷作用小，可以有效降低血压、软化血管，还能利尿，适合高血压、小便不利的患者饮用。

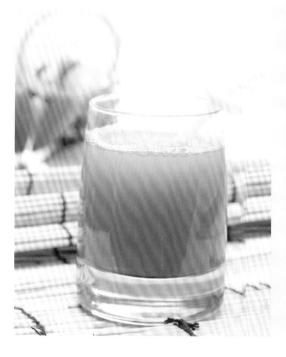

合并便秘——通便+降压

便秘和高血压都是中老年人的易患疾病，便秘本身不会产生致命的危险，但如果在患便秘的同时还患有高血压，那么便秘就成了一个危险的致命因素，高血压合并便秘患者很容易因排便不畅、用力过度诱发脑出血而危及生命。

重点治疗任务：促进肠胃蠕动，消除便秘。

🔍 症状表现

☑烦躁　　　☑大便干结

☑头晕　　　☑心神不安

☑胸闷　　　☑注意力不集中

☑贫血　　　☑消瘦

🔍 饮食调养原则

结肠张力减退性便秘者的食物应富含纤维；结肠痉挛性便秘者的食物应少刺激性；改善直肠型便秘，关键在于重视便意。防治便秘重要的是养成良好的饮食习惯，多饮水、定时吃饭，饮食注重粗细搭配。

🔍 对症方药

山楂决明汤：山楂30克，决明子20克，菊花15克。将山楂、决明子和菊花放入砂锅中，加水适量，煎汤服，或以开水沏代茶饮。此方适用于高血压合并高脂血症又兼便秘者。大便不秘结时，决明子量宜酌减。

荠菜粥：荠菜250克，粳米100克。将荠菜洗净切碎，粳米淘洗干净；将食材放入锅中，加水适量煮成粥。每日1次。本品具有清热解毒、养肝明目的功效，适合高血压、便秘患者食用。

专家这样讲

找准体质治便秘

每个人的体质不同，所以治疗便秘的方法也有所不同。例如热性体质的人患便秘的表现为大便干结、口干尿少，食疗时应多吃凉性食物，如香蕉、苹果之类。虚寒体质的人患便秘的食疗应以温热食物为主。

☺ 合并便秘食材推荐

燕麦	玉米	茄子	香蕉
土豆	南瓜	兔肉	桃

草莓芹菜芒果汁

材料 芹菜、草莓各80克，芒果3个。

做法

1. 草莓洗净，去蒂；芒果去皮，剥下果肉；芹菜洗净，切小段。
2. 将草莓和芹菜放入榨汁机中榨汁。
3. 把榨出来的果菜汁和芒果放入搅拌杯中拌匀即可。

功效解读 本品中芹菜含有丰富的膳食纤维，能够促进肠道蠕动，防止便秘。而草莓、芒果含有丰富的维生素，可降低血压，保护血管，还能预防便秘。因此，本品具有通便和降压的作用。

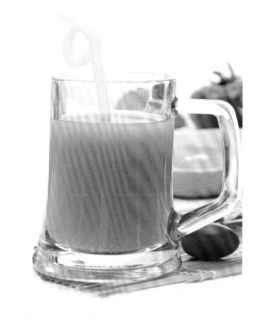

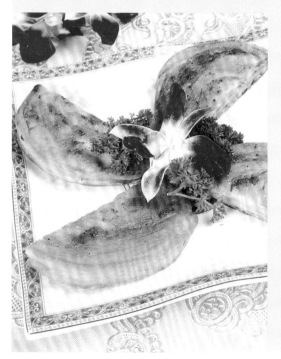

牛肉烧饼

材料 牛肉50克，面粉200克，食用油6毫升，盐适量。

做法

1. 牛肉洗净，切末，加入适量盐、食用油拌匀入味，待用。
2. 将面粉加水制成面剂，用擀面杖擀成面饼，铺上牛肉末，对折包起来。
3. 在面饼表面刷一层食用油，下入煎锅中煎至两面呈金黄色即可。

功效解读 本品有降血脂、润肠通便、降血压、补中益气的功效，适合高血压、动脉硬化等患者食用。

第五章 饮食调理 8种高血并发症

合并心脏病——合理饮食+降压

心脏病是高血压的并发症之一，70% 以上的心脏病患者同时患有高血压。由于血压长期升高，心脏的左心室泵血阻力上升，左心室长期处于超负荷状态，患者会逐渐发生左心室肥厚及间质纤维化的症状。

重点治疗任务：降低血液中的胆固醇和甘油三酯含量。

🔍 症状表现

☑心悸　　　☑呼吸困难

☑咳嗽　　　☑失眠

☑水肿　　　☑胸痛

☑头晕　　　☑心慌

🔍 饮食调养原则

降低血液中的胆固醇需多吃新鲜的蔬菜和水果，如苦瓜、菜花、丝瓜、冬瓜、菠菜、番茄、茄子、苹果、草莓、猕猴桃、西瓜等；应控制盐的摄入，每天摄入盐量不超过 6 克；要控制胆固醇、脂肪酸的摄入；一般以每天每千克体重摄入优质蛋白质 1 克左右为宜；戒烟限酒。

🔍 对症方药

山楂核桃饮：核桃仁 150 克，山楂 50 克。核桃仁洗净后，磨浆备用；山楂洗净放入砂锅中，加水煎煮 30 分钟后去渣取汁，与核桃仁浆一同煮沸即可。本品有补肾润肠、消食积、散瘀血的功效。

菊花肉丝汤：鲜菊花 30 克，猪瘦肉 150 克。油锅烧热，放入瘦肉丝略炒，加水适量，用大火烧沸，再用小火煮约 10 分钟，撒入菊花、盐、味精调匀即成。本品适用于冠心病、高血压等患者。

专家这样讲

合并心脏病患者要不要食用盐

高血压患者可以食用盐，但一定要严格控制盐的摄入量，尤其是心衰较重时，应长期低盐饮食，每日盐量不超过 2 克。饮食应少量多餐，选用营养丰富及易消化食品。

☺ 合并心脏病食材推荐

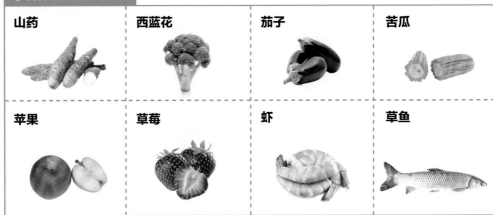

山药	西蓝花	茄子	苦瓜
苹果	草莓	虾	草鱼

莲子乌鸡山药煲

材料 乌鸡200克，鲜香菇45克，山药35克，莲子、盐、葱段、姜片各适量。

做法

1. 乌鸡处理干净斩块，放沸水中氽烫，捞出备用。
2. 鲜香菇洗净切片；山药去皮后洗净，切块；莲子泡发，留莲心，洗净备用。
3. 锅中加适量清水，下入葱段、姜片、乌鸡、鲜香菇、山药、莲子，大火烧沸后转小火煲至熟，加盐调味即可。

功效解读 本品具有养心安神、健脾补肾、抗衰的功效，对高血压、心脏病等患者大有益处。

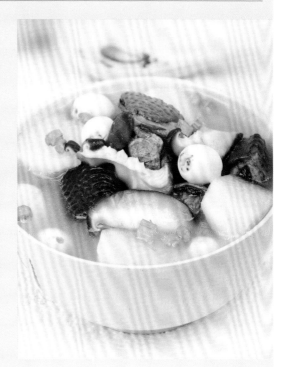

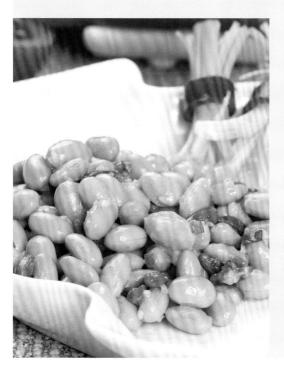

枸杞拌青豆

材料 青豆350克，枸杞15克，酱油、醋各5毫升，食用油10毫升，蒜泥10克，盐、香葱末各适量。

做法

1. 青豆、枸杞分别洗净，一起放进锅中，加盐煮熟，盛出装盘。
2. 锅中倒入食用油，放入蒜泥、酱油、醋炒香，出锅浇在青豆、枸杞上，再撒上香葱末即成。

功效解读 本品具有良好的降压、降脂及预防心脑血管疾病的作用，常食可以护心降压。

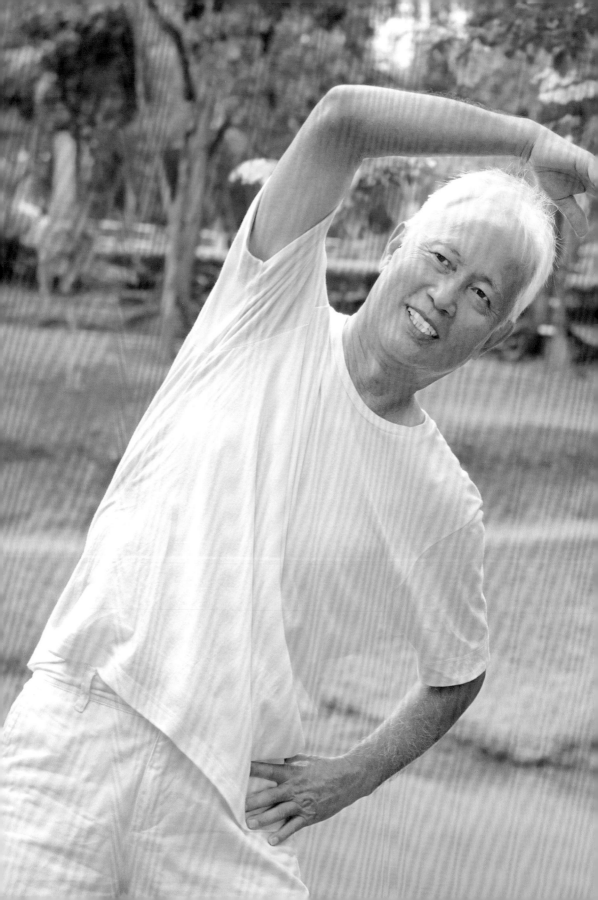

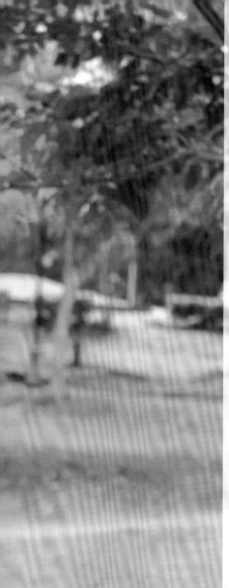

第六章

特殊人群的高血压调理办法

　　一般来说，年龄越大，患高血压的概率越高。随着社会的发展、饮食方式的改变、社会压力的增大、生活水平的提高，患高血压的人越来越多，患者年龄也越来越年轻化。有的儿童由于遗传原因，也不幸罹患高血压。因此，调理高血压要因人而异，对不同年龄阶段、不同体质、不同诱因的人群分别用不同办法调理，这样才能起到较好的效果。

儿童与青少年高血压患者

随着饮食方式的改变、社会压力的增大，儿童及青少年的高血压患病率在逐年上升。由于人们对这类患病群体认识不足，常导致治疗延误，甚至发展为成人高血压、动脉粥样硬化等。儿童与青少年高血压分为原发性高血压和继发性高血压。

症状表现

首先，要明确儿童与青少年高血压的定义与成人不同，因为青少年在各生理发育阶段血压值各不相同，没有一个确定值。儿童早期患高血压往往无明显症状，当血压明显升高时，会出现头痛眼花、恶心呕吐等症状。有的患者血压过高，还会发生头晕加剧、心慌气急、视力模糊、惊厥、失语、偏瘫等高血压危象。

饮食调养原则

儿童与青少年患了高血压后，首先要经常参加体育锻炼，增强体质，多吃新鲜水果、蔬菜，少吃动物脂肪，防止体重过重；其次要调整饮食结构，增加含钾食物特别是新鲜蔬菜的摄取，控制钠盐的摄入量，每天最好控制在 6 克以下。

预防护理

首先要掌握治疗原则，早发现、早治疗，合理饮食、积极运动、控制体重；其次应至少每半年检查一次血压，必要时可测血浆胆固醇、甘油三酯、脂蛋白的含量，出现异常情况要及时就医；最后是营造宽松的生活环境，避免学习负担过重和精神紧张，以有助于降低血压控制病情。

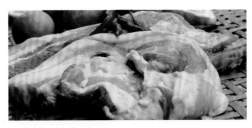

减少脂肪的摄入，防止出现肥胖症。

食材推荐	
食物来源	**优选食材**
蔬菜类	胡萝卜、芹菜、油菜、番茄、茄子
肉蛋类	瘦肉、鸡蛋、牛肉、兔肉、鸽肉、羊肉
五谷类	小麦、花生、黄豆、豇豆、莲子、糙米、玉米
水产类	鲫鱼、草鱼、鲤鱼、海带、紫菜、虾皮
水果类	梨、香蕉、橘子、苹果、西瓜、山楂、橙子

专家这样讲

重视低龄高血压患者

目前儿童与青少年高血压的知晓率和受重视程度都较低，因为在传统观念中只有老年人或肥胖者才会患高血压。轻度儿童高血压在早期往往无任何症状，但会逐渐造成人体血管、心脏、大脑和肾脏损害，最终造成心脑血管疾病、肾脏血管损害，更严重的会血管堵塞、破裂或心脏病突发而猝死。

天麻枸杞鱼头汤

材料 鲑鱼头1个，西蓝花150克，天麻10克，蘑菇3朵，枸杞15克，盐3克。

做法

1. 鱼头去鳃，洗净；西蓝花洗净后切小朵；蘑菇洗净，对切为两半。
2. 将天麻、枸杞以5碗水熬至剩4碗水左右，放入鱼头煮至将熟。
3. 加入西蓝花、蘑菇煮熟后，加入盐调味即可。

功效解读 本品可化痰息风、止晕止眩、定惊止痛、行血活气、适用于治疗儿童及青少年高血压。

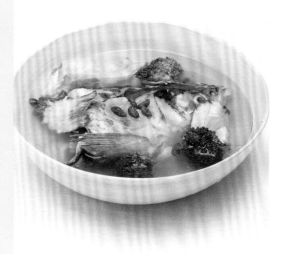

补气养血食疗方

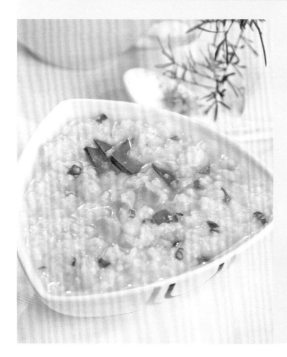

参鸡粥

材料 高丽参50克，鸡肉150克，鸡肝70克，大米80克，陈皮、盐、葱花各适量。

做法

1. 鸡肉洗净，切丁备用；鸡肝洗净，切片备用；高丽参洗净，入锅熬煮取汁备用；大米淘净，泡好；陈皮洗净。
2. 大米放入锅中，倒入适量清水用大火烧沸，下入鸡肉、陈皮，转中火熬煮至米粒开花，倒入高丽参汁，下入鸡肝小火熬煮成粥，加盐调味，撒上葱花即可。

功效解读 本粥有补气养血、益肾的作用，可用于气血较虚的儿童及青少年高血压患者，同时也可辅助治疗贫血、食欲不振等病症。

第六章 调理办法 特殊人群的高血压

老年人高血压患者

高血压是老年人的一种常见病。老年人因大动脉弹性减退、顺应性下降、外周阻力增加，导致脉压增大。该病损害着老年人的心、脑、肺，严重地危害着老年人的生命健康。资料显示，老年高血压患者收缩压越高，心血管系统并发症越多，死亡率就越高。

🔍 症状表现

高血压损害着老年人的心、脑、肺等功能，患者主要表现为血压升高或过低、血压波动幅度大，出现头晕、视力模糊等症状，严重者可能会出现恶心呕吐、偏瘫、失语、呼吸困难等症。

🔍 饮食调养原则

老年人高血压在饮食中要注意控制热量的摄入，避免高热量、高脂肪、高糖分食物，以免血压升高；适量摄入优质蛋白，以补充身体所需的营养物质；控制盐的摄入，吃一些含钙量高而钠含量低的食物，这样有助于控制血压；要多吃一些水果蔬菜，适量吃一些海产品。

🔍 预防护理

老年人高血压的预防护理除了要从饮食方面注意外，还应该注意适量而不过量运动，以促进血液循环，提高免疫力，减少其他并发症。

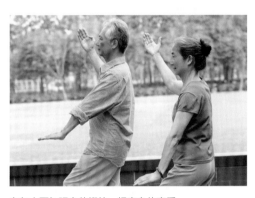

老年人要加强身体锻炼，提高身体素质。

食材推荐	
食物来源	优选食材
蔬菜类	茄子、土豆、莴笋、豆角、冬瓜、金针菇、苦瓜、南瓜
畜肉类	瘦肉、牛肉、兔肉、驴肉
禽肉类	鸡肉、鸭肉、鸽肉、乌鸡肉、鹌鹑肉
水产类	海带、鲈鱼、鳝鱼、泥鳅、沙丁鱼、海参
水果类	苹果、香蕉、橘子、葡萄、橄榄、桂圆、柠檬、菠萝

专家这样讲

老年人降压不能操之过急

老年人降压不能操之过急，要注重循序渐进，养成合理的饮食习惯和健康的生活方式，适量运动。老年人可以自学测量血压，一至两周应至少测量一次。另外，应该按照医生的嘱咐定时服用降压药，不要私自停药，遇到头晕、四肢无力、血压升高等情况应该及时就医。

玉米须荷叶粥

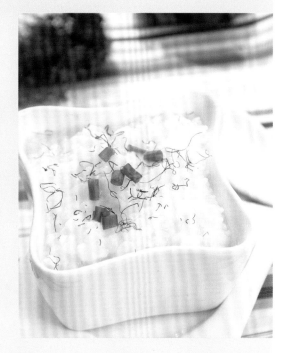

材料 玉米须、荷叶各10克，大米100克，决明子20克，盐1克，葱花5克。

做法

1. 大米洗净，置冷水中泡发半小时，捞出沥干；玉米须洗净，稍浸泡后，捞出沥干；决明子、荷叶洗净。

2. 锅置火上，先下入决明子、荷叶和玉米须，加适量水煎汁，去渣留汁。

3. 放入大米煮至米粒开花、浓稠，调入盐拌匀，撒上葱花即可。

功效解读 此粥可清热利水、润肠通便、降压降糖，可以缓解老年人高血压症状。

平肝明目食疗方

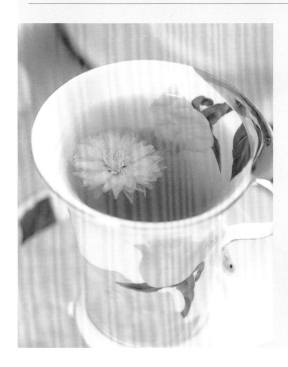

菊花决明饮

材料 菊花10克，决明子15克。

做法

1. 决明子洗净，打碎备用；菊花洗净，备用。

2. 锅洗净，置于火上，将菊花和决明子一同放入锅中，注入适量的清水，以中火煎煮。

3. 过滤，取汁饮用即可。

功效解读 菊花有散风清热、平肝明目的功效。决明子有清肝明目、利水通便的功效。两者合用，可清肝明目、清热排毒、润肠通便、降压降脂，可治疗老年人高血压，也可以辅助治疗老年人便秘、高脂血症、肥胖症等。

妊娠高血压患者

妊娠高血压是妊娠期妇女常见的疾病之一，以高血压、水肿、蛋白尿、抽搐、昏迷、心肾功能衰竭甚至母子死亡为特点，年龄小于等于 20 岁或大于 35 岁的初孕妇及营养不良、低蛋白血症者患该病的概率要高于其他人。

🔍 症状表现

主要病变是全身性血管痉挛，而其挛缩的结果会造成血液减少。临床常见的症状有：全身水肿、恶心、呕吐、头痛、视力模糊、上腹部疼痛、血小板减少、胎儿生长迟滞或胎死腹中。

🔍 饮食调养原则

患有妊娠高血压的孕妇，一定要保证充足的蔬菜和水果的摄入量。水果和蔬菜可以提供多种维生素和纤维素，可以防止便秘，降低血脂，对妊娠高血压患者非常有利，一般来说，孕妈妈每天要摄入 500 克左右的蔬菜，200 ～ 350 克的水果。

🔍 预防护理

孕妇在妊娠期间，要定时做相关检查，包括测血压、查尿蛋白、测体重等，特别是在

20 ～ 32 周之间，是妊娠高血压最易出现的时候，一定要每周测量，密切观察有无浮肿现象，一旦发现要尽早采取措施。轻度的妊娠高血压比较容易治疗和控制病情，一旦发展严重不仅不好治疗，而且对孕妇和胎儿的危害更大。

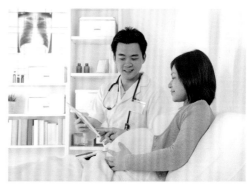

患有妊高征的孕妇一旦发现异常，应立即送医院救治。

食材推荐	
食物来源	优选食材
蔬菜类	芹菜、胡萝卜、番茄、茼蒿、冬瓜、黄瓜、竹笋、芦笋
肉类	鸭肉、乌鸡肉、鹌鹑肉、瘦猪肉、牛肉
五谷类	小米、玉米、粳米、糙米、黑米、小麦、黄豆、豌豆
水产类	鲫鱼、草鱼、海蜇、海带、鲤鱼、鳝鱼
水果类	猕猴桃、葡萄、橙子、火龙果

专家这样讲

妊娠期不要进补过量

孕妇进补过量、过于肥胖，很容易引起妊娠高血压综合征，从而导致胎盘早剥、心脏病、凝血功能障碍、急性肾功能衰竭等危险情况出现，一些过度肥胖的孕妇在生产后还会发展为慢性高血压患者。

香菇烧山药

材料 山药150克，香菇、板栗、油菜各50克，盐、水淀粉、味精、油各适量。

做法

1. 山药洗净，去皮切块；香菇洗净；板栗去壳洗净；油菜洗净。

2. 板栗煮熟；油菜过水烫熟，摆盘备用。

3. 热锅下油，放入山药、香菇、板栗爆炒，加入盐、味精调味，用水淀粉收汁即可。

功效解读 这道菜味美滑嫩，有开胃消食、降血压的功效。此菜中的香菇含有香菇多糖、天门冬素等多种活性物质，其中的酪氨酸、氧化酶等物质有降血压、降胆固醇、降血脂作用，还可以预防动脉硬化、肝硬化等疾病。

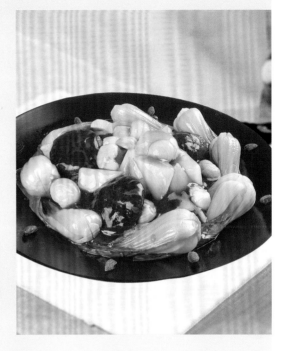

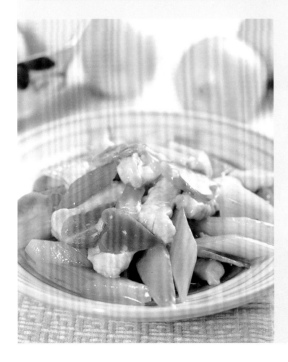

西芹鸡柳

材料 西芹、鸡肉各300克，胡萝卜1根，料酒5毫升，鸡蛋1个，姜片、蒜片、盐、淀粉、香油、胡椒粉、油各适量。

做法

1. 鸡肉洗净切条，加入鸡蛋清、盐、淀粉拌匀，腌15分钟备用。

2. 西芹去筋洗净，切菱形，入油锅加盐略炒，盛出；胡萝卜洗净切片。

3. 锅烧热，下油，爆香姜片、蒜片、胡萝卜，加入鸡柳和料酒等调味料，放入西芹，勾芡炒匀，装盘即成。

功效解读 这道菜有降压利尿、增进食欲和健胃等作用。西芹中含有芹菜苷、佛手苷等降压成分，对于原发性、妊娠性及更年期高血压均有疗效。

第六章 调理办法

特殊人群的高血压

难治性高血压患者

高血压患者如果采取了健康的生活方式，并且服用三种抗压药三个月以上仍没有将血压降到正常水平，一般称作难治性高血压。难治性高血压是高血压家族中的顽固分子，因其难治而损害着患者的身体健康，同时也严重影响患者的生活。

🔍 症状表现

难治性高血压严重损害患者的心、脑、肺等器官，可表现为脑卒中。脑卒中发病凶猛，病情急性，患者会突然不省人事，甚至半身不遂。也可表现为肾动脉硬化和尿毒症，高血压引起肾脏的损害，肾脏的损害又加重了高血压病情。高血压性心脏病、冠心病患者心脏负担大，血压高，耗氧量大，与供给失衡，会引发心律失常、心力衰竭、心绞痛、心肌梗死等。

🔍 饮食调养原则

难治性高血压患者在平时的饮食中要注意多食高维生素、高纤维素、高钙的食物；不吃高胆固醇、高脂肪食物；饮食要清淡，少油腻少盐，不吃腌渍品或者含盐分多的罐头等；注意补充钙质，可多吃些蔬菜和水果；戒烟戒酒。

🔍 预防护理

预防护理难治性高血压应该控制体重，过度超重会加重身体负担，不利于高血压病情恢复；严格控制盐的摄入量；适量运动，运动不宜过度，否则会加重心肺负担；注意病情护理，定时测量血压。

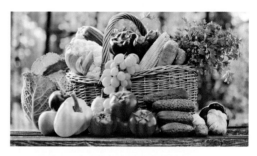

多吃含纤维素多的食物，有利于控制血压。

食材推荐

食物来源	优选食材
蔬菜类	芹菜、冬瓜、平菇、南瓜、苦瓜、金针菇、黄花菜、山药
肉类	瘦肉、牛肉、兔肉、蜗牛肉、驴肉
五谷类	玉米、芡实、扁豆、豌豆、黑豆、黑米、薏米
水产类	草鱼、鲫鱼、鳝鱼、海参、海蜇、甲鱼、田螺
水果类	苹果、梨子、草莓、菠萝、芒果、猕猴桃、桂圆

专家这样讲

正确看待血压升降

患者要有一个平稳良好的心态，不要因为血压的短暂升高或降低而产生心理压力。例如患者运动过后血压可能会有稍微升高，因为运动增强了血液循环。血压在正常范围内升降不用太过担心。当然，如果是其他刺激原因导致血压急剧升高，应当及时就医。

杞菊饮

材料 枸杞、五味子各15克，杭菊花10克，绿茶1袋。

做法

1. 将枸杞、五味子、杭菊花分别用清水冲洗干净，与绿茶一起放入保温杯中。
2. 往保温杯中注入500毫升沸水冲泡，加盖闷15分钟。
3. 去渣后即可饮用。

功效解读 本品中的枸杞和五味子均有滋补肝肾的作用；杭菊花有清热散风、平肝明目的作用；绿茶有利尿降脂、抑制心脑血管疾病的作用。故本品具有养肝明目、滋补肝肾的功效，可用于辅助治疗难治性高血压。

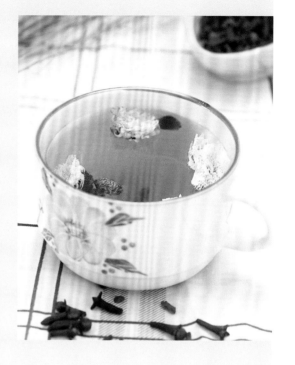

生津止渴食疗方

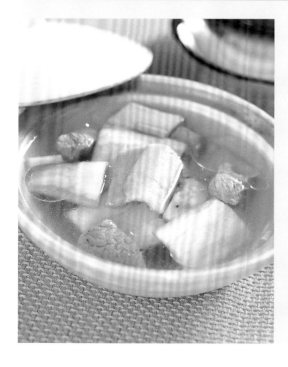

葛根猪肉汤

材料 猪肉250克，葛根40克，麦门冬20克，女贞子、五味子各10克，盐、味精、葱花、胡椒粉、香油各适量。

做法

1. 猪肉洗净，切成四方小块，入沸水中氽去血水；葛根洗净，切块；麦门冬、女贞子、五味子均洗净。
2. 麦门冬、女贞子、五味子煎汤，去渣。
3. 猪肉入砂锅，倒入药汤，待猪肉煮熟后再加入葛根和盐、味精、葱花、香油，稍煮片刻，撒上胡椒粉即成。

功效解读 本品具有清热解肌、滋阴潜阳、生津止渴、敛阴止汗等功效。可用于辅助治疗难治性高血压带来的头晕耳鸣、头重脚轻、五心烦热、潮热盗汗等症状。

第六章 调理办法 特殊人群的高血压

高血压危象患者

高血压危象是一种危急的病症，是在高血压的基础上，周围小动脉发生暂时性强烈收缩，导致血压骤然升高，出现心、脑、肾的急性损害危急证候。发病之后，患者会出现突然头晕、视物不清、恶心、呕吐、心慌、气短、面色苍白、失语症状。

🔍 症状表现

高血压危象的症状有：头痛，并伴有恶心、呕吐等症；眩晕；易失眠，睡眠质量，这与大脑皮质功能紊乱以及自主神经功能失调有关；心绞痛，病症发生时会伴有心绞痛，患者面色苍白，四肢麻木，更有甚者，会导致瘫痪。

🔍 饮食调养原则

高血压危象患者在平时的饮食中要科学搭配，少食多餐，忌过饱。要少吃盐，吃一些含有钾的食物，还可以适量吃鱼补充优质蛋白，注意补钙补铁。忌高热量、高脂肪、高蛋白质的食物，以免引起血行不畅，加速动脉粥样硬化过程，使血压难以控制。另外，还要注意戒烟戒酒。

🔍 预防护理

预防护理要从注意日常细节开始。高血压患者一旦出现血压急骤升高且伴有心、脑、肾等重要器官功能障碍时，一定要到医院就诊，接受专科医生的治疗，防止严重并发症的发生。另外，系统降压治疗、避免过度劳累、避免不良诱因的精神性刺激等预防措施，也有助于减少高血压危象的发生。

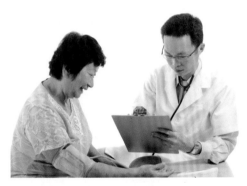

血压出现骤升时一定要及时去医院治疗。

食材推荐	
食物来源	优选食材
蔬菜类	韭菜、油菜、芹菜、菜花、百合、马齿苋、芦笋、丝瓜
肉类	瘦肉、猪肚、鸡心、牛肉、驴肉
五谷类	粳米、薏米、黄豆、黑豆、高粱、芡实
水产类	鲫鱼、甲鱼、鲈鱼、泥鳅、虾、螺、海参
水果类	苹果、菠萝、无花果、桑葚、荔枝、香蕉

专家这样讲

出现病症时应当及时就医

高血压患者应坚持服药治疗，并经常到医院监测血压变化，及时调整药物剂量。平常不要过度劳累，要保证睡眠充足。戒除烟、酒及高脂饮食，避免不良诱因产生的精神性刺激。

理气健脾食疗方

黄精陈皮粥

材料 黄精、干桑葚各10克，陈皮3克，大米100克，白糖8克，葱少许。

做法

1. 黄精、干桑葚洗净；陈皮洗净，浸泡发透后，切成细丝；大米洗净，泡发。

2. 锅置火上，注入适量清水后，放入大米，用大火煮至米粒完全绽开。

3. 放入黄精、桑葚、陈皮，用小火熬至粥成，闻见香味时，放入白糖调味，撒上葱花即可。

功效解读 此粥具有强壮筋骨、补心润肺、滋阴补肝肾的功效。可用于辅助治疗高血压危象所致的腰膝酸软、头晕耳鸣、手足心热、口干咽干等症。

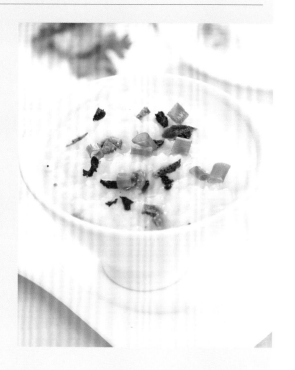

滋阴活血食疗方

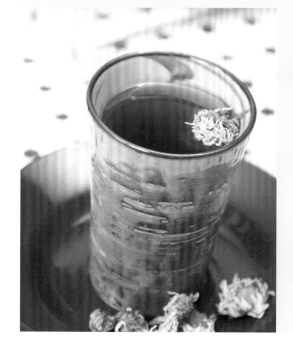

何首乌泽泻丹参茶

材料 何首乌5克，泽泻6克，丹参7克，蜂蜜适量。

做法

1. 将丹参、泽泻、何首乌分别洗净，一起装进消毒纱布袋里，扎紧袋口备用。

2. 茶杯洗净，注入500毫升开水，把做好的药包放入茶杯中。

3. 盖好茶杯，约闷10分钟，待茶稍凉，调入蜂蜜即可饮用。

功效解读 本品具有滋阴补肾、凉血活血的功效，可用于辅助治疗高血压危象。此外，由于本品有排毒瘦身的作用，还适合肥胖者服用。

慢性肾脏疾病患者

慢性肾脏疾病是大多数肾脏疾病的通称，特点是发病率高、伴发心血管病患病率高、病死率高。另一方面，患者对伴发心血管病的知晓率低。很多常见的症状如腰痛、水肿、高血压、贫血等，可能是该病的早期症状，应当重视。

🔍 症状表现

慢性肾脏疾病的早期症状有以下表现：晨起眼睑或颜面水肿，午后多消退，劳累后加重，休息后减轻；小便泡沫多，长久不消失，尿色呈浓茶色、洗肉水样、酱油色；头痛、视物模糊；无明确原因的腰背酸痛等。

🔍 饮食调养原则

有慢性肾脏疾病的患者要限制蛋白质的摄入，患者不可食用含有大量植物蛋白的食物。另外，慢性肾脏疾病患者要注意盐与水分的摄入量。盐的摄入要适当，患者如果有水肿及高血压时，要适当限制盐和水的摄入量。最后，还要控制钠的摄入量，要多吃一些含钠低的食物。

🔍 预防护理

慢性肾脏疾病患者要注意早期诊治，培养良好的生活习惯，要少吃盐、勿暴食、多喝水、不憋尿。因为盐量大会增加肾脏的负担；如果一次吃过量的蛋白质，代谢产生的尿酸及尿素氮会增加肾脏的工作量；每天喝充分的水并随时排尿，避免肾脏结石。还要坚持锻炼身体，控制体重，避免感冒，戒烟、戒酒。

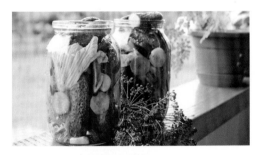

少吃腌渍食物，限制盐的摄入量。

食材推荐	
食物来源	**优选食材**
蔬菜类	冬瓜、西葫芦、黄瓜、芦笋、茄子、芹菜
肉蛋类	羊肉、鸽肉、牛肉、乌鸡肉、鸡蛋、鹌鹑蛋
干果类	核桃、莲子、板栗、开心果、葵花子、榛子、花生、腰果
水产类	青鱼、银鱼、鳝鱼、海参、海蜇、海带、紫菜
水果类	草莓、西瓜、梨、桑葚、火龙果、哈密瓜、甘蔗

专家这样讲

吃盐与否随病而定

如有高血压、水肿或充血性心脏病时，宜保持低盐饮食。慎用酱油、鸡精、辣椒酱等调味品。可用白醋、花椒、五香、葱、姜、蒜等调味品，增加食物可口性。要定期复查。

花生牡蛎汤

材料 花生米100克，牡蛎肉75克，肉桂15克，猪肉50克，菜心20克，食用油20毫升，盐3克，葱花、姜片各3克。

做法

1. 猪肉洗净，切片；花生米、牡蛎肉、菜心分别洗净；肉桂洗净，煎汤去渣。
2. 净锅上火倒入食用油，将葱花、姜片爆香，倒入药汤，调入盐。
3. 入花生米、猪肉煲至熟，再下入牡蛎肉、菜心稍煮即可。

功效解读 本品具有滋阴壮阳、温肾散寒的功效，可适用于治疗慢性肾脏疾病导致的心悸气短、耳聋耳鸣、头晕目眩、四肢冰凉等症。

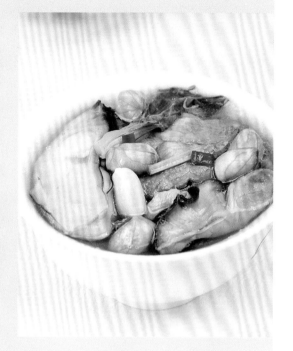

桂枝二参茶

材料 北沙参、桂枝各15克，人参、何首乌各10克，红糖少许。

做法

1. 北沙参、桂枝、人参、何首乌分别用清水洗净备用。
2. 将北沙参、桂枝、人参、何首乌一起放入砂锅，加1000毫升水，煎15分钟，取汁倒入茶杯。
3. 茶杯中放入红糖，搅拌均匀，待稍凉后即可饮用。

功效解读 本品具有回阳救逆、大补元气、滋阴补阳、补肾益气的功效，可用于慢性肾脏疾病和阴阳两虚型的高血压危重患者，症见四肢厥冷、倦怠乏力、心悸气短、脉象微弱、汗出淋漓等。

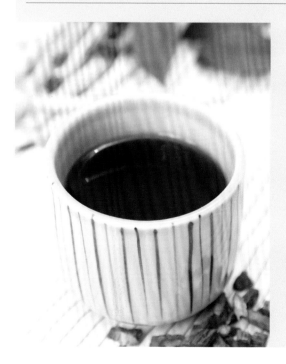

第六章 调理办法 特殊人群的高血压

代谢综合征患者

代谢综合征,是指人体的脂肪、蛋白质、糖分等物质发生代谢紊乱而导致的一种综合性疾病。它又能从脂肪、蛋白质、糖的代谢障碍引发出许多并发症,如高血压、动脉硬化、冠心病等。代谢综合征多发生在负荷大的中年人身上。

症状表现

代谢综合征表现为高血压,冠状动脉粥样硬化血脂异常低下,腹部肥胖或超重,胰岛素抗性或葡萄糖耐量异常,微量白蛋白尿、高尿酸血症和促炎症状态增高及促血栓状态增高。

饮食调养原则

代谢综合征的患者在饮食上要注意粗、细粮搭配,荤素食搭配,主、副食搭配。另外要注意在饮食中保持酸性、碱性的平衡。饮食中要常吃黑米、黑豆、黑芝麻、黑木耳,少吃白糖、盐、肥肉、味精。

预防护理

在平时的生活中,患者应当尽量做到不吸烟、不酗酒。在工作中不要有太大的负荷量,还要避免情绪过度等。另外,要定期做好血压、血糖、血脂、血尿酸、血尿素氮肌酐、血常规、心电图、眼部的检查,如果发现病症,应该及时就医。

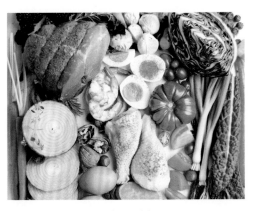

饮食上要科学合理,做到平衡膳食。

食材推荐	
食物来源	优选食材
蔬菜类	芹菜、冬瓜、西葫芦、苦瓜、菠菜、油菜、黑木耳
肉类	牛肉、瘦猪肉、兔肉、鸽肉、蜗牛肉、乌鸡肉、驴肉
五谷类	玉米、小麦、糙米、薏米、高粱、黄豆、红豆、豇豆
水产类	鲫鱼、鲈鱼、金枪鱼、沙丁鱼、黄花鱼、蛤蜊
水果类	苹果、阳桃、橘子、香蕉、葡萄

专家这样讲

患者必须把住"进口"关

代谢综合征的患者在平时的饮食和生活中要把好"进口"关,减少脂肪性食物的比例。对糖类食品也要控制,少吃零食和夜餐,多吃新鲜蔬菜和低热量食品。同时,要适当增加运动量,有规律地生活。

藿香大米粥

材料 藿香叶10克，厚朴、白术各8克，大米100克，盐2克。

做法

1. 大米淘洗干净，置于清水中浸泡半小时后捞出，沥干水分备用；藿香叶洗净，切碎；厚朴、白术均洗净。

2. 锅置火上，倒入清水，放入厚朴、白术，煎汤去渣，然后放大米至汤药中，以大火煮开。

3. 以小火煮至粥呈浓稠状，加藿香叶同煮片刻，调入盐即可。

功效解读 此粥具有开胃止呕、祛湿健脾、和中化痰等功效，可用于辅助治疗代谢综合征等症。

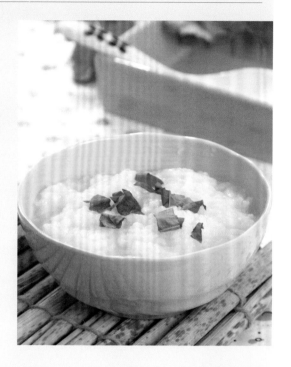

健脾化湿食疗方

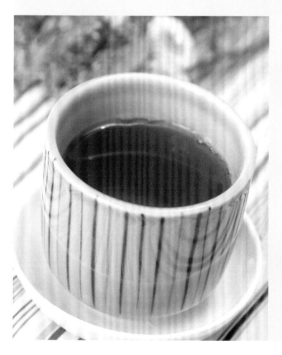

半夏茯苓薏米茶

材料 薏米30克，半夏、茯苓各10克，山楂5克，枸杞适量。

做法

1. 将薏米、茯苓、半夏、山楂、枸杞分别洗净；锅洗净，置于火上，注入适量清水，将薏米、茯苓一起下入锅中煮至薏米开花。

2. 将山楂、枸杞、半夏一起放入洗净的保温杯中，冲入煮开的薏米茯苓汤，加盖闷15分钟。

3. 滤渣后即可饮用。

功效解读 本品具有健脾化湿、行气利水的功效，可用于治疗代谢综合征、痰湿阻逆型高血压、脾虚湿盛型泄泻、食欲不振、消化不良以及水肿。

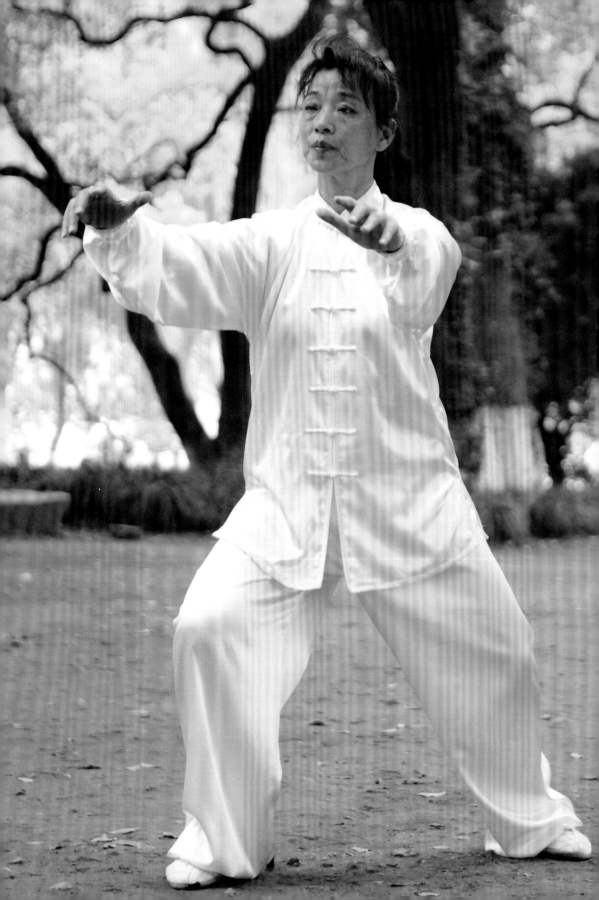

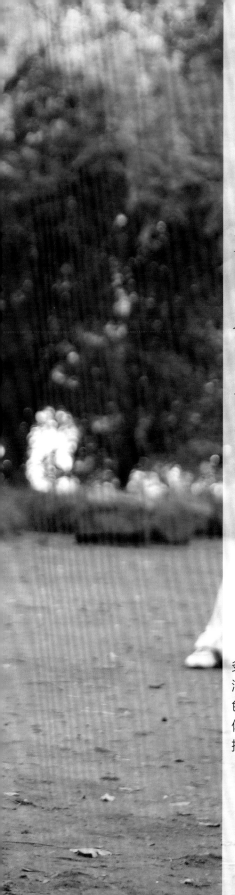

第七章

不吃药的降压疗法

治疗高血压，除了调节饮食和吃药之外，还有针灸、按摩、药浴、拔罐等中医特色疗法。其中一些疗法经过历代医家的继承和发展，已经逐渐形成具有特色的新型实用疗法，既高效，又可预防降压药带给身体的副作用。高血压患者可根据自己的身体状况，选择合适的疗法，辅助治疗高血压。

艾灸降压法，血压立刻控制了

艾灸是一种使用燃烧的艾条灸人体穴位的中医疗法，对血压有双向调节作用，既可以降压，但又不至于使血压降至过低。

工具的准备

制作艾绒： 每年3~5月间，采集鲜嫩肥厚的艾叶，放在日光下曝晒，干燥后放在石臼中捣碎，筛去泥沙杂梗，即为艾绒了。如需要细绒，就要继续精细加工。粗绒经数十次晾晒、研磨、筛拣后，变成土黄色，就成细绒了。

制作艾炷： 将制好的艾绒放在平板上，用拇指、食指、中指边捏边旋转，把艾绒制成规格大小相同的圆锥形艾炷，捏得越紧越好。艾炷规格有大、中、小3种，大艾炷如半截橄榄大；中艾炷如半截枣核大；小艾炷如麦粒大。

制作艾条： 取纯艾绒24克，平铺在长26厘米、宽20厘米的桑皮纸上，将其卷成直径约1.5厘米的圆柱形，卷紧，然后用糨糊粘贴牢固，两头余纸拧成结。在纸上画上刻度，每寸为一度。

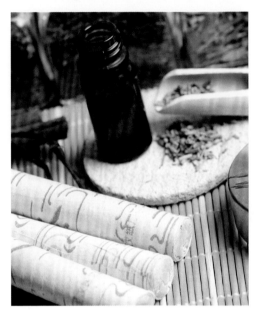

艾灸工具。

对症艾灸

不同的穴位组合可治疗不同的疾病，艾灸时要根据高血压类型或症状的不同，选取不同的穴位、不同的灸法，对症治疗。

灸法	选穴	时间与频率	疗程	主治
艾条温和灸	太冲、足三里、风池、涌泉、绝骨、曲池、肝俞	15~20分钟，每日或隔日1次	7次，休息3~5天	肝阳上亢型高血压
艾炷灸	太冲、足三里、风池、涌泉、绝骨、曲池、肝俞	15~20分钟，隔日1次	3次	眩晕目胀、烦躁易怒
艾条温和灸	太冲、足三里、风池、涌泉、绝骨、丰隆、阴陵泉	15~20分钟，每日或隔日1次	7次，休息3~5天	痰湿壅盛型高血压
艾条温和灸	太冲、足三里、风池、涌泉、绝骨、太溪	15~20分钟，每日或隔日1次，	7次，休息3~5天	肾虚阳亢型高血压
艾炷灸	太冲、足三里、风池、涌泉、绝骨、太溪	15~20分钟，隔日1次	3次	眩晕耳鸣、心烦失眠

艾灸的取穴方法

穴位是人体脏腑、经络气血输注于体表的部位，也是灸点。灸点的正确与否，直接影响灸治的疗效。掌握正确的取穴方法是艾灸的基础。常用的艾灸取穴方法有体表标志取穴法、手指比量取穴法两种。

⊙ 手指比量取穴法： 手指比量法是以患者的手指作为标准尺度来量取穴位的方法。这种方法是取穴法中较简便易学的方法。

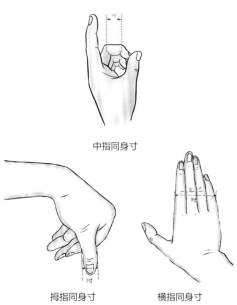

中指同身寸

拇指同身寸　　　横指同身寸

⊙ 体表标志取穴法： 体表标志法是根据人体体表各种标志（如凹陷、突起、缝隙、皱纹等）而取定穴位的方法。

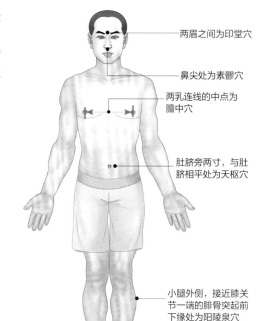

两眉之间为印堂穴

鼻尖处为素髎穴

两乳连线的中点为膻中穴

肚脐旁两寸，与肚脐相平处为天枢穴

小腿外侧，接近膝关节一端的腓骨突起前下缘处为阳陵泉穴

施灸方法

施灸要遵循特定的顺序。先灸上部，后灸下部，先灸背部，后灸腹部，先灸头身，后灸四肢，先灸阳经，后灸阴经；施灸壮数先少后多，施受艾炷先小后大。如不按顺序施灸，患者可能会出现头面烘热、口干咽燥等不适感觉。施灸时要结合病情，因病制宜。

注意事项

注意调节施灸温度，先用食指和中指感知施灸部位的温度，预防烫伤。

施灸时，注意预防落火，避免烧着衣服。

初次使用灸法的患者，要小剂量、短时间地艾灸，不要一开始就大剂量进行。

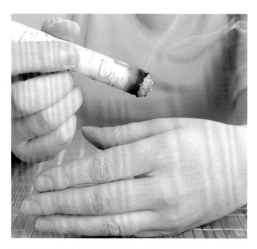

艾灸的顺序是特定的，不要随意变换。

第七章 疗法　不吃药的降压

自我按摩降血压，在家就能巧治病

三阴交穴

取穴要领 正坐，抬脚置另一腿上，将另一侧手除拇指外的四指并拢伸直，并将小指置于足内踝上缘处，则食指下，踝尖正上方胫骨边缘凹陷处即是该穴。

按摩方法 以大拇指指尖垂直按压穴位，每天早晚各一次，每次左右足各揉按1～3分钟。

功效 能缓解高血压患者消化不良、食欲不振、神经衰弱、全身无力、下肢麻痹的症状。

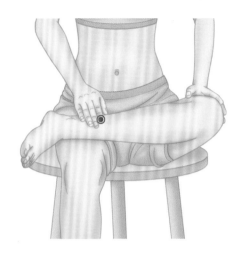

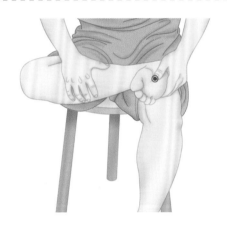

涌泉穴

取穴要领 正坐，把一只脚跷在另一腿的膝盖上，脚掌尽量朝上，用另一侧的手轻握住脚，四指放在脚背，弯曲大拇指按压处即是该穴。

按摩方法 用大拇指的指腹从下往上推按穴位，有痛感。左右脚心每日早晚各推按1～3分钟。

功效 能清脾理热，治疗高血压头痛、头晕、脾气急躁、腹胀、腹泻等。

太冲穴

取穴要领 正坐垂足，曲左膝，把脚举起放在座椅上、臀前，举起左手，手掌朝下放在脚背上，中指弯曲，中指的指尖所在的部位就是该穴。

按摩方法 用食指和中指的指尖从下往上垂直揉按，有胀、酸、痛感。两侧穴位，先左后右，每次各揉按3～5分钟。

功效 有平肝通络的作用，能治疗头痛、眩晕、高血压、失眠、肝炎等症状。

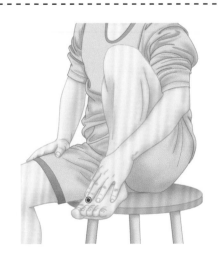

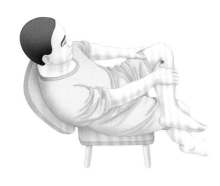

阴陵泉穴

取穴要领 正坐，将一脚翘起，置放于另腿膝上。另一侧手轻握膝下处，拇指指尖所在膝下内侧凹陷处即是此穴。

按摩方法 用拇指的指尖从下往上用力揉按，会有刺痛和微酸的感觉。每天早晚各揉按一次，每次大约揉按1～3分钟。

功效 治疗头痛、头晕、急躁、腹胀、腹泻等。

足三里穴

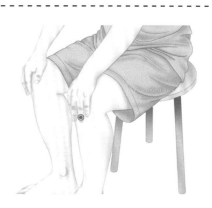

取穴要领 正坐，屈膝90度，于心对髌骨，手指向下，无名指指端处即是该穴。

按摩方法 以中指指腹垂直用力按压，每日早晚各揉按一次，每次1～3分钟。

功效 能消除疲劳、强壮神经、预防衰老，对高血压、低血压、动脉硬化、冠心病、心绞痛等症有疗效。

百会穴

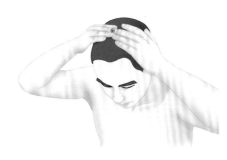

取穴要领 正坐，举起双手，张开虎口，大拇指的指尖碰触耳尖，手掌心向头，四指朝上，双手的中指在头顶正中相碰触处即是该穴。

按摩方法 先将左手的中指按压在穴位上，再将右手的中指按在左手中指的指甲上，双手的中指交叠，同时向下用力揉按穴位，有酸胀、刺痛感。

功效 可平肝息风，治疗头痛、眩晕、高血压等。

徒手找穴法

1.触摸法：用大拇指指腹或其他四指手掌触摸皮肤，若感觉到皮肤有粗糙感，或是有尖刺般的疼痛，或是有硬结，那就是穴位所在。这样有助于观察皮肤表面的反应。

2.抓捏法：用食指和大拇指轻捏感觉异常的皮肤部位，前后揉一揉，当揉到经穴部位时，感觉会特别疼痛，而且身体会自然地抽动。这样有助于观察皮下组织的反应。

3.按压法：用指腹轻压皮肤，画小圈揉揉看。对于在抓捏皮肤时感到疼痛想逃避的部位，再以按压法确认。如果指头碰到有点状、条状的硬结，就可确定是经穴的所在位置。

中药泡脚法，轻松"泡"走高血压

医学研究发现，双脚上有与脏腑器官相对应的反射区，泡脚时可刺激这些反射区，促进血液循环，对心脏有好处。在药浴中加入合适的中药材，还有助于减少高血压、心脏病、中风等高危疾病的发生。

🔍 中药泡脚益处多

俗话说："中药洗脚，胜吃补药。"高血压患者若每天用中药泡脚 15 分钟，就可缓解头疼、失眠、手脚麻木等症状。一般人用中药材泡脚，也能起到改善大脑疲劳、促进睡眠的作用。

🔍 中药泡脚的基本方法

1. 将用中药材煲好的中药水倒进洗脚盆进行泡脚，与普通的热水泡脚方法相似，只是多了一道熬制药材的程序。中药材的选择有讲究，不可乱用药材。

2. 将中药材直接放在洗脚盆中，倒入温水，放入双脚浸泡即可。这种方法与直接煲中药的效果差不多，只是操作起来更便捷而已。

🔍 泡脚注意事项

泡脚最好是选能储水多、维持热量持久的足浴容器，推荐使用深一点的盆子或泡脚桶。

泡脚的最佳水温，以 38 ~ 43℃为宜。也可以使用带有加热装备的泡脚盆，热量更持久。

浸泡时间以 30 ~ 45 分钟为宜（老年人泡

20 分钟为佳），要泡至后背出汗或者额头微微出汗。但切记不要泡得大汗淋淋。

泡脚时，可用手时时搓动或按摩双脚。

泡完之后不要再进行其他活动。

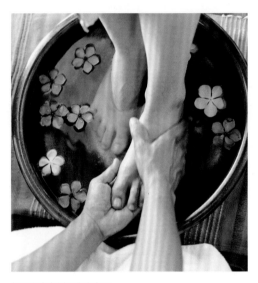

每天泡脚有利于稳定血压。

5种降低血压的药浴方

桑叶足浴方

材料

桑叶、桑枝各30克，芹菜50克。

桑叶	芹菜

泡脚方法

1. 将桑叶、桑枝、芹菜放入砂锅，加水熬药，取药液。

2. 将药液倒入洗脚盆中浸足，每日泡脚1次。若高血压发作，可每日泡脚2次。

功效解读

清肝降压，适用于各类型高血压。

桑寄生桑叶方

材料

桑寄生、怀牛膝、茺蔚子、菊花各10克。

桑寄生	菊花
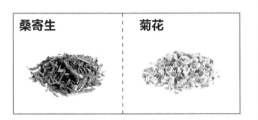	

泡脚方法

1. 将以上药材放入砂锅中煎成药液。
2. 将药液放入洗脚盆，双脚置于药液上方5厘米处熏蒸5分钟，再温洗双脚。

功效解读

平肝阳，降血压。

双桑汤

材料

桑枝、桑叶、茺蔚子各15克。

桑枝	茺蔚子
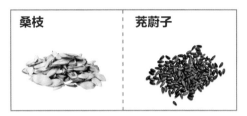	

泡脚方法

1. 将以上三味药材放入砂锅，倒入清水，熬制成药液。
2. 将药液倒入洗脚盆，保持水温在40～50℃时，放入双脚浸泡30分钟。每日浸泡2次。

功效解读

平肝阳，益肝阴，降血压。

牛膝钩藤汤

材料

牛膝、钩藤各30克。

牛膝	钩藤
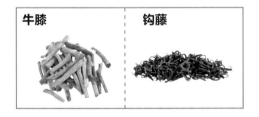	

泡脚方法

1. 将这两种药材放清水中浸泡10分钟，然后放入砂锅熬煮，制成药液。
2. 将药液倒入洗脚盆浸足。每天早起和睡前各浸泡1次。

功效解读

平肝潜阳，适合肝阳上亢型高血压患者。

钩藤足浴方

材料

钩藤、菊花各20克，桑叶15克，夏枯草30克。

菊花	夏枯草
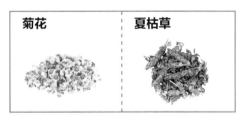	

泡脚方法

1. 将以上四味中药放入砂锅，倒入清水，熬制成药液。
2. 将药液倒入洗脚盆，将双脚放在药液上空熏5分钟，再放入双脚温洗。每日洗1次。

功效解读

平肝潜阳，清热安神。

药枕疗法，让血压在睡眠中降下来

枕头是睡眠不可缺少的东西，人的一生约有 1/3 的时间是在睡眠中度过的，合适的枕头不仅有助于消除疲劳，还能起到防病治病的作用。药枕疗法属中医外治法范畴，将具有降压作用的中药材经过炮制后放入枕头中，可以清热降火、提神健脑、降压降脂、清心安神、疏肝解郁、明目通便，有防治高血压的作用。

🔍 药枕的保健原理

人的头部有很多穴位，晚上入睡的时候，头颈部的体温会使药物的有效成分缓慢而持久地发散出来，通过穴位经络的传导，作用于人体，起到调整阴阳和疏通气血的作用，从而防治疾病。

🔍 自制药枕步骤

1. 选购具有降压作用的中药材，选质地轻柔的花、叶、子类药物，过硬则枕起来不舒服，注意中药材的品质；选购真丝软缎枕套，纯棉枕巾。

2. 将药材晒干，研磨成粗末，拌匀。将加工好的药末装入枕套，缝住封口，盖上枕巾即可使用。

3. 睡觉时，将头放在药枕正中间，确保头与枕头的接触面积最大，以便药物充分渗透到头顶。

🔍 注意事项

药枕容易吸附人体的汗气，导致发霉，所以要定期翻晒枕芯，每一个月更换一次药物。

药枕疗法是外治方法，作用相对缓慢，一般需要连续使用 3 ~ 6 个月，血压才能稳定下来。

药枕不可滥用，身体健康的人一般不需要使用药枕。

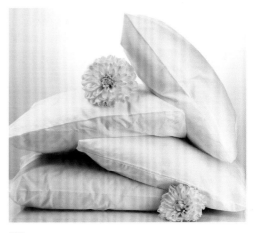

药枕。

专家这样讲

调治高血压的药枕

药枕疗法流传已久，我国古代很多医典中都有药枕处方的记载。随着医学研究的不断深入，人们对药枕疗法的认识也在不断发展，时至今日，已经筛选出很多既适合做药枕，又有降压、安神、镇静作用的中药材，如夏枯草、决明子、蚕沙、野菊花等。这些药物或气味芳香，或平肝潜阳，或宁心安神，或清脑明目，对高血压有较好的防治作用。此外，医药科技工作者还在历代养生家所创制的药枕疗法的基础上研制出更为便捷的磁疗枕、抗衰枕等，可辅助治疗高血压。

疏风降压枕

材料

野菊花、淡竹叶、冬桑叶、生石膏、白芍、川芎、磁石、蔓荆子、青木香、蚕沙、薄荷各20克。

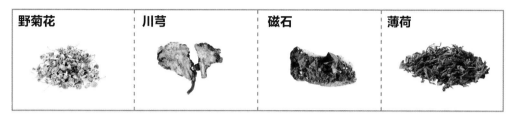

| 野菊花 | 川芎 | 磁石 | 薄荷 |

制作方法

将材料中的所有药材洗净晒干，研磨成末，装入枕套内缝好。

功效解读

疏风清热，平肝潜阳，对高血压患者的头痛、眩晕、失眠等症有较好的疗效。

清热明目枕

材料 菊花、夏枯草、决明子、桑叶、蒲公英、薄荷各150克。

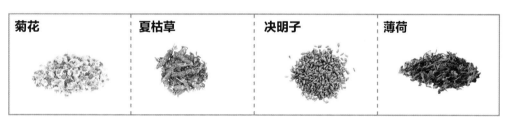

| 菊花 | 夏枯草 | 决明子 | 薄荷 |

制作方法 将材料中的所有药材洗净晒干，研磨成末，装入枕套做成小睡枕，长期使用。

功效解读 本品有清热、明目、平降肝阳、发汗解热的作用，可治疗头痛、眩晕、目赤、心胸烦热，适用于各种类型的高血压患者。

菊花川芎枕

材料 菊花500克，川芎300克。

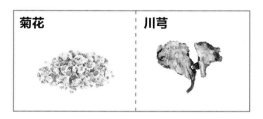

| 菊花 | 川芎 |

制作方法 将菊花、川芎洗净晒干，研磨成粗末拌匀，装入枕套缝好，长期使用。

功效解读 菊花常用来治疗头痛、眩晕、目赤、心胸烦热等症。川芎可祛风止痛、行散通径。二者合用，有平肝清热、活血通络的作用，可治疗头风头痛，适用于高血压和颈椎病患者。

小锻炼大成效，运动防治高血压

轻度高血压患者若能长时间坚持锻炼，血压就会有所下降。有研究表明，坚持科学合理的运动疗法的患者收缩压平均下降 10 ~ 15 毫米汞柱，舒张压平均下降 5 ~ 10 毫米汞柱。

🔎 锻炼有助于稳定血压

不要小瞧运动疗法，小锻炼有大成效，运动疗法的降压作用堪比药物治疗。不少轻度高血压患者，在运动一段时间之后，血压稳定下来，不需要吃药也能维持正常血压。普通人经常锻炼，还能起到预防高血压的作用。

🔎 适合高血压患者的运动

高血压患者适合做一些运动，这样对于身体的恢复有很大的好处，如慢跑，它可以有效地促进血液循环、减少血液中的胆固醇；散步这种运动方式简单柔和，特别适合老年人；长期练习瑜伽可降低血压和改善血液循环；游泳可以改善血管的功能，促进血液的再分布；体操有助于降低周围血管阻力，从而有助于降低血压；太极对防治高血压有显著的作用，适用于各期高血压患者；垂钓是一种行之有效的自我精神疗法。

🔎 高血压患者的运动频率

运动的频率可根据个人对运动的反应和适应程度来确定，采用每周 3 次或隔日 1 次，或每周 5 次等不同的间隔周期。一般认为，若每周运动低于 2 次，则效果不明显，若每天运动，则每次的运动量不可过大。

🔎 不是所有高血压患者都适合运动

运动疗法只适用于临界高血压、轻度和中度原发性高血压及部分病情稳定的重度高血压患者。血压波动很大的重度高血压患者，或出现严重并发症的重症高血压患者，以及出现高血压药不良反应而未能控制者和运动中血压过度增高者均不能采用运动疗法。

🔎 高血压患者运动时要注意八个方面

运动时间不能选择中午和早晨，中午太热而早晨天气太凉。最佳时间应该是在下午的 4 点至晚上的 10 点。这段时间内，高血压患者做有效运动才是最有利于身体的。夏天运动要注意防晒，冬天运动应注意保暖。

对于高血压患者来讲，因为运动需要出汗，所以建议购买衣服的时候，尤其是外出运动的衣服的时候，必须买棉质的，鞋子也一定要穿布鞋或运动鞋。

高血压患者在运动前，一定要吃东西，不能空腹运动。根据科学的吃饭时间来讲，建议高血压患者在饭后一个半小时进行有效的运动比较好。

在运动的过程中，刚运动时不要大动作或者是大强度地进行，因为运动必须有一个从弱到强的过程。正常人的运动也是如此，此外，高血压患者如果在运动中，发现有头晕、眼花的情况，必须做缓冲动作后，再停下来休息。

高血压患者在运动的时候不要做头部往下伸和平躺后高抬腿的动作，这几种动作都会让血压发生变化，甚至出现意外。

高血压患者在运动将要结束的时候，不要立刻停下来，而应先慢慢地做一些缓冲的动作，再逐渐地停下来。这样，可以让心跳以及身体的机理恢复到最基本的状态中。

高血压患者在生病以及心情不好的情况下，不要进行运动。最好选择休息，听听音乐，或者看一些轻松的视频等。

高血压患者运动后，不要立刻洗澡、坐下来或躺下来睡觉，而是需要继续保持站立的姿势，等心跳恢复到平跳后，再开始做其他的事情。

太极拳

太极拳将意识、呼吸、动作密切结合，"以意领气，以气运身"，用意念指挥身体的活动，用呼吸协调动作，融武术、导引于一体，外可活动筋骨，内可疏通气血，具有健身防病的作用，是一种行之有效的养生法。每天上午10点左右开始，每次半小时左右，正常速度即可。

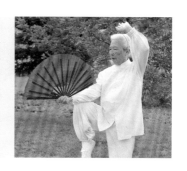

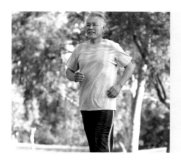

慢跑

慢跑是一种简便而实用的运动项目，对于改善心肺功能、降低血脂、提高身体代谢能力和增强机体免疫力、延缓衰老都有良好的作用。慢跑还有助于调节大脑的活动，促进胃肠蠕动，增强消化功能，改善便秘。每次慢跑时间以10分钟左右为好。每分钟跑100～200米为宜。

散步

散步是一种简单的、经济的、有效的，最适合人们防治疾病、健身养生的好方法，也是为人们所熟知的运动方式。散步地点以河边湖旁、公园之中、林荫道或乡村小路为好，这里环境幽雅，空气清新，满目生机勃勃的翠绿，可振奋精神。时间长短要顺其自然，以劳而不倦、见微汗为度。

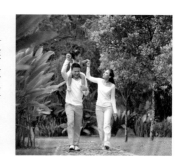

垂钓

在紧张工作之余，来到幽静的旷野，沐浴着阳光，面对粼粼清波和两岸飘荡的垂柳，欣赏着青山绿水和蓝天白云，呼吸着清新的空气，临风把竿，悠哉乐哉。正如陈君礼在《钓鱼乐》中所说："垂钓湖畔心悠然，嫩柳丝丝挂我肩；鸟语声声悦我耳，春风微微拂我脸；湖光水影收眼底，愁情杂念抛天边；鱼竿拉成弯弓形，上钓鲫鱼活鲜鲜；村人笑笑问我言：'为啥一钓就半天？'钓来锦绣不老春，钓来幸福益寿年！"

钓鱼不仅在于获鱼，更在于怡养性情。钓鱼时，要求脑、手、眼配合，静、意、动相助，置身于此，种种杂念均弃于九霄云外，可有助于情绪的稳定，平衡血压。因此，钓鱼对高血压患者来说是不错的养生方式。

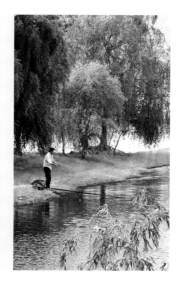

含章 ⅠⅤ♥
新实用

美食菜谱 / 中医理疗
阅读图文之美 / 优享健康生活